段逸山◎主編

第十册

治痧要略
專治麻痧述編

上海辭書出版社

中醫稿抄本叢刊

上海辭書出版社圖書館藏

治痧要略

治痧要略

《治痧要略》不分卷，清孤抄本，一册。原書爲清郭志邃撰，由丁得天翻刻于清道光元年（一八二一），此係該書抄本。郭志邃，字右陶，清檇李（今浙江嘉興）人，生卒年不詳。精于醫理，著有《痧脹玉衡》三卷續一卷，刊于康熙十四年（一六七五），流傳較廣。丁得天，蕭邑（今安徽蕭縣）人，生平不詳。書前存《原序》《翻刻俚言》及目録。原序及目録葉有『中華書局圖書館藏書』印。書高二十五厘米，寬十二點三厘米，白紙抄寫，無行格。

是書《原序》乃雍正六年（一七二八）歲在戊申孟春既望長洲徂來逸人朱永思題。國家圖書館藏有刻本《蓼莊參訂治痧要略》，清李菩編、朱永思參訂，其中載有朱永思序文，抄本《原序》即節選刻本序文中的部分内容。

是書《翻刻俚言》題道光元年歲在辛巳仲春朔旦蓼陽丁得天撰，文中有云：『余讀郭有（右）陶先生所著《治痧要略》，内云：痧感氣者，刮之可愈；痧感血者，放之可愈；痧入經絡，刮放不盡，宜擇順氣、活血、祛熱、逐邪、解毒之藥進之，可使痊愈……倘秘而不宣，非余之罪耶，刊作袖珍，公諸世用，聊申鄙見，非盗虚聲，第望業醫者咸欣一覽也。』上海中醫藥大學圖書館藏有是書刻本，前題『檇李郭有（右）陶先生原本，蕭邑蓼陽丁得天翻刻』。《中國中醫古籍總目》未收載。此抄本與刻本兩相比較，内容基本一致，而載録順序不同。書末所附《痧疹并治法》篇，刻本只列篇名，未載具體内容，而抄本完整載録，并有丁氏識語：『謹按：痧症不特痘有夾痧者，即痞亦有夾痧者，并不特夏秋炎熱有染者，即春冬寒冷未嘗不有染者。《要略》云：痧筋當識第有現不現，唇舌宜看有白與微白。未免視之不明，治之便錯。不若看手指甲板，嘗見染痧症者，指甲板灰白，姑贅之以俟識者。蓼陽氏贅筆完。』可補刻本之不足。

是書内容主要包括三個部分。第一部分載《發微論》《論痧之所由發》《因症分經》《分表裏治法》《分經絡治法》《治痧三法》《痧症治法》《用藥大法》《痧兼雜症治法》《放痧不出治法》《痧筋不同治法》《看唇舌法》《論凝壅聚結治法》等四十四篇，論述痧症各種辨證、症狀之病因、證治以及禁忌等。如《論痧之所由發》，謂『凡痧症先吐瀉，而心腹絞痛者，由穢氣發痧者多；先心腹絞痛而吐瀉者，由暑氣發痧者多；心腹窒閉，氣不能舒，或痰延（涎）膠結，或懊惱不寧，由吸熱發痧者多；遍身腫脹，疼痛難忍，四肢不舉，舌强難言，由外寒鬱積，内熱發痧者多；更有夾氣、夾血、夾痰、夾食，隨症變現，各宜體察』，論述詳盡分明。

第二部分載悶痧、瘟痧、痧塊、痧瘋、落弓痧、眼痛痧、噤口痧、撲蛾痧、咳嗽痧、呃逆痧、盤腸痧、倒經痧、紫疱痧、鬼箭痧、刺毛痧等十五種痧症的辨證論治。如治悶痧，認爲其由痧毒冲心所致，忽然悶倒，此痧之急者，暑天多有之，必須放腿彎出血，用丸散、童便治之。俟甦醒後，服透竅、解毒、順氣、活血之劑。

第三部分載《用藥總論》《湯散丸丹》以及録宋鍾岳《痘疹正宗》中之《痧疹并治法》。提出治痧當以驅邪爲主，養正非所先也。宜疏散不宜大表，宜下降不宜升提，宜凉解不宜辛熱，宜清理不宜澀滯，宜消導不宜補益，宜開通不宜收斂，宜行氣不宜補氣，宜活血不宜補血，佐之以解毒兼之清火，化氣以消其脹，行血以逐其邪。列散痧湯、清暑湯、散表湯、消積湯、荆芥湯、清凉飲、寶花散、圓紅散、鬱金散、冰硼散、消痞散、九宫散、黄龍荆蟬散、礬紅丸、三香丸、牛黄丸、療痞丸、救苦丹、化毒丹、巧奪丹、太乙救苦丹等二十一首方藥，較目録中少三因湯、四七湯、正氣湯、導痰湯、解毒湯五方。并有丁氏識語，如寶花散：『余嘗用之煎劑，甚效。增減分兩，荆芥一錢，細辛五分，鬱金一錢，降香三分，腹不痛去降香，胸不悶去細辛。夢陽氏謹識。』

是書治痧，總其大綱，撮其要領，内容豐富，論述分明，叙述多種痧症因、症、脉、治，并載治療方藥，可供臨證參閲。

（熊　俊）

目録

原序

古帝製九鍼之法以療民病多刺少藥即如內經有云諸瘧而脉不見刺十指間出血血去必已夫脉不見者即集中症脉不合之謂也製鍼療病出血会瘧即集中放血洩毒之治也此正後人所當師其意而通具法者是編一出俾世知風會氣運之不同審夫脉證之百變異因時治病隨症立方觸類而通之合宜而用之於以濟斯人之危急救性命俄頃誰謂於醫學中不大有裨益哉

旨

雍正六年歲在戊申孟春既望長洲祖東逸人朱永思題

翻刻俚言

嘗聞天之生人曰好生醫之治病曰濟生既釀生〻之德應施在〻之功表裏虛寔寒熱症須細推汗下補瀉温凉藥莫誤用夫病傷寒内傷固可温補病外感時疫亦惟温補乎六淫由於外感七情至於内傷冬季感病即發是名傷寒至春始發即為温病至夏而發又為熱病由鬱而成自内之外春季感病多由傷風至夏飧泄夏季感病多由傷暑至秋痰瘧秋季感病多由傷濕至冬咳嗽四季之間偶有暴中四時不正多感疫癘傷濕傷火皆名外感憂愁思慮傷心形寒飲冷傷肺大怒傷肝大飽傷脾強力舉重傷腎風雨寒暑傷形大恐不節傷志乃為内傷

彼先覺者已詳言矣亦多方矣且立方更言加減矣又分經絡爲言某藥可治某病矣何後覺者遇人有病不審其病在何經不問其症與何若不明其人之虛實不辨其性之寒熱并不論脉之或沉或伏或緊或數概以洋參熱地桂附乾姜任意用之信手書之儼成一方還令數服幾俾輕症轉重重症變危不曰醫錯反諉命該况有一種痧症世無善術起自明季届今日甚症名傷熱感屬實邪一經温補須刻嗚呼豈不傷哉豈不痛哉曰殺人以刄與政有以異乎曰無以異也曰殺人以刄與藥有以異乎亦曰無以異也竟一派而莫挽也非殺人爲已甚乎余讀郭有陶先生所著治痧要畧內云痧感氣者刮之可愈痧感血者放

之可愈痧入經絡刮放不盡宜棒順氣活血祛熱逐邪解毒之藥進之可使痊愈是以與藥本殺人物乃可救人究何意也正惟用之者各得其宜也又云脉有時伏不起病有夾雜類似症有表裡輕重感有氣血後先依舊書臨症隨方見效歷歷試之每每思之可稱良師可謂善術可開覺路可渡迷津可建濟世之功可全好生之德可立不敗之地可參造化之天倘秘而不宣非余之罪耶刊作袖珍公諸世用聊申鄙見 非盜虛声第望業醫者咸欣一覽也

道光元年歲在辛巳仲春朔旦夢陽丁得天撰

治痧要略 目錄

治盤腸痧
治倒經痧
治紫疱痧
治鬼箭痧
治刺毛痧法
用藥總論
湯散丸丹
散痧湯
清暑湯
四七湯
正氣湯
導痰湯
解毒湯
荊芥湯
清凉飲
寶花散
圓紅散
欝金散
黃龍荊蟬散
碧紅丸
三香丸
牛黃丸
療痏丸
救苦丹
化毒丹
巧奪丹
太乙救苦丹

目錄終

發微論

嘗觀醫藥之設肇於神農闡於岐伯自有粒食之初即有藥石之助非小道也從古及今代〻發明其無他論矣乃有昔賢所言症狀未備後世所病載籍不傳如今之所謂痧症者徧檢方書中不過曰絞腸痧烏痧脹青筋白虎數者而已然而細為體認亦未始不為之發其端也乃世之業醫者忽而不講疑而不信以致患是症者誤投藥餌不知方法坐受其害深可嘅嘆爰考此症起於明季癸未秋燕都時氣大作病者胸膈稍滿發瘡如粟瘡內有白毛竟不知為何疾有海昌貢士李君見之曰此痧症也挑之以鍼血出病隨手愈頃之症變而為嗽嗽甚輕不半日而死時李君已出

都有識者曰亦痧症用前法挑之隨愈焉此痧之所由啟而傳徧宇宙今日甚其病一發緩者尚可遷延急者命懸頃刻甚至闔門被禍隣里相沿無[有]善其術者余讀檇李郭有陶先生所著痧症一卷豁然心目識其治法大略有三痧感氣分而毒在肌膚者刮之可愈痧傷血分而毒在血肉者放之可愈此二者皆其淺焉者也若深而重者壅阻經絡凝塞腸胃直攻心腹危在須臾更有呼之不應扶之不起當於刮放之外用藥救之且有刮之而痧不出放之而血不流者須急取凉水灌之使痧氣少降再加刮放而後進藥庶可得生然看痧症者不可以常病相衡有陶先生常言痧無定脈凡脈与病不合者即為痧脈亦無定症有因氣[風]因寒因暑因濕

因食因痰因勞因氣因穢惡凡以本病藥治之而愈甚者皆為痧症有旨哉臨症者審之

論痧之所由發

凡痧症先吐瀉而心腹絞痛者由穢氣發痧者多先心腹絞痛而吐瀉者由暑氣發痧者多心腹窒悶氣不能舒或痰涎膠結或懊憹不寧由吸熱發痧者多徧身腫脹疼痛難忍四肢不舉舌强難言由外寒鬱（積）內熱發痧者多更有夾氣夾血夾痰夾食隨症變現各宜體察

因症分經

頭項腰脊連風府上巔頂脹痛難忍者足太陽膀胱經之痧也脇肋腫脹

痛連兩耳足少陽膽經之病也兩目紅腫如桃唇乾鼻燥胷中悶痛(者)足陽明胃經之病也胸脅吊痛連兩肋作腫作脹身難轉側足厥陰肝經之病也腹脹板痛泄瀉不已四肢無力足太陰脾經之病也痛入腰腎小腹脹硬足少陰腎經之病也咳嗽聲啞氣逆發喘手太陰肺經之病也半身疼痛(麻木不仁左足不能屈伸者手太陽小腸經之病也半身脹痛)俯仰俱廢右足不能屈伸者手陽明太腸經之病也病勢沉沉惛迷不醒或狂言讝語不省人事手少陽心經之病也或醒或寐或独語一二句默默惛睡叫之則應手厥陰心胞絡之病也胸熱(悶)脹乾燥無比不能安枕手少陽三焦經之病也

分表裏治法

痧之初起必由外感凑於肌表人不自覺漸入半表半裡以致胸中作悶或嘔或吐兀兀不安此可以刮痧而愈不愈用荊芥防風湯之類解之半表半裡不知早治則入于裡欲吐不吐欲瀉不瀉而腹痛生焉至痧毒上升則心臆大痛痧毒下趨則盤腸吊痛此可以放之而愈用陳皮厚朴湯之類散之若入裡失治則痧氣壅阻惡毒直攻心膂立時發暈此時氣血不行刮放不出邪氣深入危在旦夕脉亦莫辨雖當用寶花散礬紅丸之類降之令其甦醒俟其氣血流動再行刮放遲則不救此痧分表裡之治法也

分經絡治法

痧感太陽則頭痛發熱感少陽則耳傍微腫寒熱往來或耳聾感陽明則面目如火但熱不寒入太陰則腹痛作脹或身重入厥陰則小腹痛或胸脇痛不能轉側入少陰則腰痛或惡寒倦卧入肺經則咳嗽痰喘微熱甚則鼻衄入心經則心痛或心脹頭額冷汗如珠而身或熱或涼入小便[腸]經則小便癃閉甚則溺血或身熱入大腸經則下痢膿血或嘔吐身熱入三焦經則升降不常上則口渴下則便閉此痧之感於手足三陰[三]陽而見症者然脉症必不相應故知痧氣之為病也身涼而内熱者宜清其裡身熱而在表者宜透其肌刮放在所必施引經当知分別

治痧三法

氣分有痧必用刮血分有痧必用放蓋痧在肌膚或作脹作嘔或微暈或
微惡寒不知饑餓因感之微甚而症亦微甚之分此痧氣在表而先入於
氣分者刮之則毒氣不致內攻但有風寒暑熱之異感食積痰氣之異傷
所當因症而兼治者也若痧入血分或痛或瀉或懊憹不安或發熱或兩
脇脹痛此痧氣入裡而傳於血分者放之則毒氣得以外泄亦有風寒暑
熱之宜分食積痰氣之宜辨所當隨病而兼治者也痧氣入深則滯於腸
胃臟腑經絡之內必須內用湯丸以消散而驅除之外兼刮放以疏通而
透泄之則毒氣不使其熾而病亦不虞其變矣

痧症治法

痧症初發之時內無食積瘀滯只有痧氣壅閉者藥宜冷服但夾食積而無血瘀者微（稍冷服兼血瘀者）温服痧入於氣分而毒壅者宜刮痧入於血分而毒壅者宜放痛而絞動者毒壅于氣分而有食積也痛而不移者毒壅於血分而有瘀滯也發於頭面上部者痧之毒氣上沖也發於手足下部者痧之毒氣下注也有上吐下瀉者痧之暴氣沖激也有煩悶脹滿者痧之惡氣閉塞也有惡寒發熱者痧氣遏於肌表有胸膈徧痛者痧毒滯於經絡有為腫為脹者外兼風寒內夾食積而表裡受病者也有吐血有溺血便血者是痧毒泛濫而憂其潰敗者也有咳嗽喘息者痧毒壅於氣分而致痰逆也有時驟然悶倒者痧毒壅於血分而攻心也有手足軟而不能運動者痧

入於血分而毒注四肢也有腰脇痛而不能轉側者痧入於血分而瘀滯經絡也甚有積爲痧塊疼痛者毒血凝結而內傷臟腑也有變成腫毒潰爛者毒血抑遏而外腐肌肉也臨症者當隨病兼治而不可以一端泥也

用藥大法

痧氣用藥之法必須因病制宜用荊芥防風之類者從表而解也用陳皮青皮之類者從中而散也用枳實大黃之類者從大便而下也用木通澤瀉之類者從小便而行也山查萊服之類所以治其食之阻梹榔蓬朮之類所以驅其積之滯香附砂仁之類所以開其氣之閉紅花金銀花之類所以活其血之凝此治痧用藥之大法也神而明之存乎其人

痧兼雜症治法

痧症与雜症相兼而發者當先治痧氣後理雜症蓋痧氣急而雜症緩况痧氣不清而雜症亦不能除惟胎前產後有痧當並治之然胎前宜養血痧症宜活血產後宜温補痧症宜凉解必須斟酌不可輕投即弱症人患痧必於痧退七八分後方可兼治本病至痧氣悉平即當調補舉此例類而推之

有病變痧治法

有舊病綿延之人忽然变動勢甚危急者須细察病中或感暑热風寒時行不正之氣或觸穢悪不潔之邪乘虚而入変為痧症人所不知醫師不審

仍用本病藥治之未有不傷其生者當審脈症合與不合先行刮放兼痧藥治之俟痧氣已退方可治其舊病百病中多有之不可不變通以療人也

放痧不出治法

痧症危急莫善於先放其痧然有放痧而血不流者將何法以治之須審其無食積痰血阻滯於中即用寶花散冷服或陰陽水泥漿水晚蠶沙湯擇而用之服後俟其少醒再為刮放如有因瘀血而不出者先用童便紅花桃仁之類行之有因食後即犯痧者多用淡鹽湯或礬水以吐其飲食若停而痧脹者用萊服山查麥芽之屬消之痰積者用檳榔枳實大黃之屬下

之或痰血凝結惛迷不醒用菜油弍兩麝香一錢調下立甦然後再為刮放則痧自出而血自流此放痧不出之治法也

刮痧法

將脊頸骨上下及胸前脇肋兩肩臂俱用碗湯口蘸菜油刮之油內入鹽少許頭額腿用綿紗線或苧線蘸油盞刮之大小腹軟肉處用油盞以手擦之

用鍼法

古人云東南卑濕之地利用砭今之刺血亦砭之類也然用磁鋒其意可思挑痧者多用鉄鍼恐鉄氣入內痧毒難清當用銀針刺之方為得法

刺痧筋法

看腿灣上下有細筋深青色或紫色或深紅色或淺紅色即是痧筋刺之方有紫黑毒血其腿上大筋不可刺刺則令人心煩腿兩邊硬筋不可刺刺則令人筋吊臂灣筋色亦如此看之顯頂百會穴惟取挑破略見微血有洩痧毒之氣而已不可直刺其手足指尖須離甲二分不可太近近則令人頭暈用針不過微微入肉一二分不必深刺

痧筋不同治法

痧筋有顯現有微現有乍隱乍現有隱而不現顯現者毒入於血分也乍隱乍現者毒入於氣分也微現者毒留於氣分而為食所阻也隱而不現

者毒结於血分而為積所滯也入於氣者用之入於血者行之阻於食者消而降之滯於積者驅而破之則無不現之痧筋無不治之痧症矣

看脣舌法

痧者急症也若一時惛迷不醒口不能言脉多隐伏安危莫辨宜先看其脣色黑者死色紫者重色紅者生色白者多氣色黄者多食再看其舌色黑者凶色黄者重色淡紅者輕色深紅者内热色深白者痰氣蓋色黑則热極而水竭色黄則内热而有食色淡紅則微热藥不可太冷色深紅則热重藥不可香燥色白則痰凝药当清痰理氣又須分胎之有無厚薄而分治之

論凝壅聚結治法

夫凝壅聚結四者皆血分痧毒之惡症其間有輕重之分凝者初感之症壅者凝多而壅聚者所壅之血或聚於左或聚於右結者血滯一處結爲重聚次之壅又次之凝爲輕治凝者以紅花澤蘭爲主治壅者以桃仁延胡爲主治聚者以蘇木茜草爲主治結者以五靈脂降香爲主輕者用藥不可重重則恐傷血分重者用藥不可輕輕則僅動毒邪必須權其輕重分其凝壅聚結而施治焉

論數患痧

痧症人多不識置而不講間有挑痧者類非醫士不克詳明有云痧當放血放卽殺人有云痧不可放放則屢發斯言一出悞人不少不知屢患痧

者非放痧之故由於患痧之人元氣虛胃氣弱所以易於感受惟於病痧之
時必除其根清痧之後必固其本使元氣充足胃氣強旺自然無屢患之
虞矣

論痧斑

治法彙曰脉伏心煩謂之欲斑或心煩不安身痛如束或手冷耳聾或咳
或嘔皆發斑之候令痧症亦有發斑者故俗名斑痧蓋感痧之人若痧氣
入裏則為脹為痛變現不一若裏氣壯實者毒氣不能入內僅鬱於肌肉
之間鬱久則热〻〻則發斑欲出不出而脉伏心煩或咳或嘔之症作矣用
火照之在皮裡肉外隱〻如黍須用藥透發使斑外現而痧毒可散或用

燈草焠之則暴焠後便覺胸膈寬爽此痧之在表者也其症多發于春夏之交乃外寒欝内熱而成脉症與治法彙之論頗同故特表而出之

論痧脹

痧脹者氣之閉也火之逆也氣爲毒壅火爲毒升故胸膈作脹頭目不清治痧者必先開其氣降其火而後脹可消也若食阻痧氣於上者則吐之食壅痧氣於中者則消之食結痧氣於下者則導之凡下竅閉者多上吐或吐痰涎或吐血或吐蛔当導氣於下中竅閉者多下瀉或瀉濃或瀉水或瀉蛔當行氣於中上竅閉而復升者則作悶作脹或頭痛或面腫当用清凉調氣之劑引而降之疎而通之至如氣爲毒壅必薰蕩血而行氣中当活

血血為毒壅氣亦隨之行血中必利氣故治脹必治氣治氣必治血蓋血活痧行血破痧氣走血散痧氣散而降火亦在其中矣此治痧之要術也

論伏脉

經云諸痛狀脉伏言脉隨氣滅痛定則起傷寒有兩手脉伏曰雙伏一手脉伏曰單伏此正汗將發一時脉伏汗出則起者時時脈伏而有汗者痧脈也痛緩而脉亦仍伏者痧痛也

痧脉訣

痧脉多沉伏有似陰症者言其概也痧氣多入肺由鼻吸入者言其始也至十二经脉亦須分辨指下既明用藥有據脉芤而浮者肺痧脉芤而散

散者心痧脉弦長而動者肝痧脉芤大而滑者脾痧脉沉細而〔動〕不匀者腎痧大腸之痧類於肺而長小腸之痧類於心而細胆之痧類於肝而數胃之痧類於脾而緊膀胱之痧類於腎而虚浮三焦之痧脉多怪異當辨別而分治之

痧脉决生死訣

初起脉微細者生實大急數者重洪大無倫者凶一部無脉者輕一手無脉者重兩手無脉者死病久脉有力者生沉細無力者凶六脉無根放痧痧服藥不應者不治諸怪脉現放痧服藥不應者不治

痧筋當識

痧症若是輕者脉固如常若是重者脉必变異若止據脉而不識痧筋者則是因脉而治當病則可也因脉而治痧症則不可矣盖痧症之脉多不應病当從症治不從脉治故看脉與症不相合者即当視其痧筋之有無有則據痧而用药無則據脉而用藥所以治痧者当識痧筋為要

放痧十處

一在頭頂心百會穴　一在印堂

一在兩太陽穴　一在喉兩傍

一在舌下兩傍　一在兩乳黑暈上邊

一在兩手十指夹（俱離指甲二分）　一在兩臂彎

一在兩足十指尖　　一在兩腿灣

刮放不盡之因

痧乃熱毒若一飲熱湯不特能助毒氣上升即痧筋亦隱而不現或略現筋色放之血亦不流刮亦不出乃因熱湯之為害也當急飲涼水以解之然後再放而血流再刮而痧出又有痧症發時內為飲食積滯所阻而刮放亦不能盡當先化食消積而後刮放又有痧毒凝結熱毒血燥血亦不流當先清熱活血而後刮放又有痧氣正發忽觸惱怒肝氣上逆愈脹愈悶當先順氣之劑而後刮放所以刮痧放痧之法一次不盡不妨至再至三以盡為度

用藥不效之故

凡治病用藥若得其宜未有不效者乃痧症有用藥得宜而不效何也緣痧屬熱毒宜涼不宜熱所以湯藥入口必須帶冷〻則不降熱則上升故得宜之藥而熱服則不效矣亦有不先行刮放以洩其毒而藥亦不效又有刮放之後而藥仍不效者是刮放未盡故也總當求之冷服求之刮放而自效矣

痧症有實無虛

痧者天地間之厲氣也入於氣分則毒中於氣而作腫作脹入於血分則毒中於血而為蓄為瘀凡遇食積痰火氣血即因之阻滯結聚而不散此

痧之所以可畏也故人之壯實者有痧脹之症飲熱酒熱湯而變者固然即人之虛弱者有痧脹之症飲熱酒熱湯而变者亦無不然至如人有雜病多犯痧症是為雜病变端而亦畏夫熱酒熱湯人不知覺遂遭其禍則是痧之發又何論人之虛實乎夫惟人之實者犯之固即以有餘治之而虛者犯之亦當以有餘治之蓋其有餘者非有餘于本原乃有餘于痧毒也論者以為人之實者固可以有餘治之而人之虛者以有餘治之則益虛其虛矣而不知非然也夫人有痧毒如家之遇賊寇也人有虛實如家之有厚薄也假若賊寇操戈已入於室內矣而乃以家之資財之薄也其賊寇可不驅而出之乎吾見家有賊寇必先驅之為是人有痧毒亦無不先

驅之為是也故痧發不論虛寔驅毒在所當先溫補必於收後此痧之所以有寔而無虛也

痧症咽喉為急

痧犯咽喉則痰涎膠膩或痛或喘閉塞不通豈可緩視急用牛旁薄荷姜蚕山豆根童便之類以清之或兼冰硼散吹之再刺喉兩旁以洩之此急則治其標之法也

痧症用藥不厭多

痧症每多兼發如在氣分有兼痰兼食兼風寒者在血分有兼積兼瘀兼氣腦者有外感兼飲食者有內傷兼外感者用藥亦須兼治方能並清故藥味不厭多但分數不宜重若西北

壯實之人又当倍用之庶無病重藥輕之失

痧症不可誤投藥

有時汗出如油不可誤服酸斂固表之葯有時發熱無汗不可誤服升提温散之葯有時足冷過膝不可誤服桂附大熱之葯有時飲冷譫語不可誤服苓連大寒之葯有時上吐下瀉不可誤服香燥止濇之藥有時嘔（惡心）噦不可誤服椒姜辛辣之葯脉虚遲者不可驟用温補脈數實者不可純用寒苦似氣虚者不可妄進參芪似血虚者不可濫投歸芎用葯少差害如反掌慎之哉

痧症二便宜通

痧症之急毒多上壅故大便不通者即宜放痧用药以通之 小便不通者即宜放痧用药以分利之使痧氣下降不致冲塞也

痧脹不宜早下

傷寒症食未化者下之太早反引邪入胃而成结胸若痧脹有新食者固宜先取吐以去其食如所食既久雖未盡化下之無妨蓋痧欝於肌肉壅於胸胃盤結腸絞痛冲激臟腑不為速治变幻莫測須外用刮放以洩其毒於表内用攻下以洩其毒於裏則脹痛可除結滯可通痧毒可解無結胸之可慮也但中病則止不宜过劑致傷元氣

痧症兼傷寒不同治

傷寒有外感三陽症有眞中三陰症有傳經熱症治之各有方法一兼痧氣則方法不同矣或先受痧而感寒或先受寒而感痧或痧氣暴發熱極而生寒戰甚至手足厥冷似乎陰症若先受痧而感寒者謂之慢痧可先散寒邪而兼治痧若先受寒而感痧者痧症為急当先治痧而後治寒經曰先病為本後病為標標病急而本病緩急則治其標也若痧氣暴發之症緊痧也即飲以涼水施以刮放治以痧藥仍見其寒戰厥冷用陰症之劑則殺人甚於反掌矣

暴病怪病变痧

經曰暴病屬火怪病多屬痰此固難論也今觀痧症暴多屬痧怪多屬痧

亦非虛語然当何以辨之火症脉必數痰症脉必滑如遇暴怪之病脉不見滑數而見沉遲隱伏所謂脉症不合即痧症也是痧之爲暴爲怪更有甚於爲痰爲火者可不辨乎

寒痧辨

痧症屬熱邪然亦有寒者非痧之有眞寒也因人以痧症爲熱过用寒凉以致寒凝痧伏變而爲寒故痧症無食積血痰阻滯者方可竟用寒飲凉劑若有所阻滯任意寒凉不知變通痧毒反凝結而不散矣見夫夏月行路之人驟飲溪澗冷水而斃者因勞役之時氣必上升血隨氣轉亦皆上壅冷水一激則凝而不能復下矣輕則蓄血吐血甚則隨斃戕此過也是

寒痧之变人寔爲之非痧之有眞寒也間有寒症必是外感風寒药宜疏散理胃爲主若竟用温热之剂無此治法也

慢痧輕重辨

有心中悶悶不已欲食不食行坐如常別無痛苦即飲温熱不見凶處但漸漸憔悴日甚一日若不知治便成大害此痧之慢而輕者放之可愈

有頭痛發熱胸前作脹似乎停食外感有寒热往来胸中悪煩似乎三陽瘧疾有咳嗽煩悶怯寒悪風似乎傷風有頭面腫脹兩目如火胸次不爽有四肢红腫身體沉重難以轉側此痧之慢而重者皆人所易忽者也

諸痛類痧辨

腹痛之症不一有食有氣有火有寒有蟲有積食者中脘作痛遇所傷之食即痛其胸飽悶有似乎痧然氣口脉必有力可辨若因新食停滯復感寒氣寒食相摶隱隱作痛其胸脇脹滿有似於痧然必嘈雜不安噯氣吞酸氣口脉見沉遲可辨氣者惱怒所傷憤悶鬱結不得舒暢心胸隱痛作（然脉必兩關沉弦可辨火者胃火上逆嘔吐酸水口渴欲飲飲入即吐雖似乎痧）止不常其胸膈塞滯嘔逆惡心吐不能出疼不可按有似於痧然手足溫暖六脉洪數可辨寒者形寒飲冷寒氣內鬱或胃口隱痛或下部作疼必喜手按遇熱則減脉必沉遲無力但飲熱則安飲冷則甚可辨蟲者胃脘疼痛猶如刀觸痛極厥冷搔爬不定或吐清水脉必無定起伏不常然痛定則安別無所苦積者舊有宿積聚結腸胃因觸而發痛多不移逐一分

分辨而受痧痛之症自然迥别不致混淆也

諸暈類痧辨

暈有血暈氣暈痰暈火暈暑暈濕暈有氣虛發暈有血虛發暈有風中而暈有寒中而暈有暴怒而暈有勞力而暈然而氣暈脈沉血暈脈芤痰暈脈滑火暈脈數暑暈脈虛濕暈脈輭氣虛脈虛微血虛脈濇風中者脈浮緩寒中者脈沉緊暴怒則左關弦大勞力則右關浮洪此暈脈之大畧也其脈與症不合驟暈無因者必痧氣上冲而暈或痧氣內鬱而暈上冲者其暈甚內鬱者其暈微再以刮痧驗之重則看痧筋以別之自可以燎然無疑矣

痧類雜症辨

痧之為病有似乎雜症而寔係痧症者治之差則輕者重而重者危矣可不辨歟痧症有發熱惡寒類於傷寒者有咳嗽多淚類於傷風者有潮熱往來者有日晡而熱者有頭汗者有自汗者有心煩者有心痛者有頭暈如不足者有脹悶如停食者有昏沉嗜睡者有煩躁不眠者有聞声而驚者有遇響而恐者若虛極之候焉此皆痧之慢者也有頭面腫脹一似大頭瘟有咽喉鎖閉一似急喉風有一時昏倒一似中風中暑有瘖啞迷亂四肢強直一似驚魂落魄有若流火流痰或上或下忽左忽右或腫或疼遊走不定有若頭風有若霍亂有變痙者有變痢者此皆痧之變察其脉症必不相應刮之則有痧放之則有黑血其以雜症治之必不効而尤甚

甚矣所当審之確辨之明而後可以無誤也

痧脉外感内傷辨

傷風之痧脉多浮緩傷寒之痧脉多沉遲傷濕之痧脉多沉細傷暑之痧脉多浮虚傷热之痧脉多浮洪夾食之痧脉多戰動夾痰之痧脉多沉滑夾氣之痧脉多沉弦夾血之痧脉多芤濇觸穢之痧脉多變異不常

不治痧症

心中高起如饅頭者不治背心一點痛者不治腰腎間一点痛者不治心胸左右有一点痛者不治脇肋大痛者不治角弓反張者不治四肢腫痛者難治鼻管如烟煤者死舌捲囊縮者死環口黧黑者死額汗如珠喘不

休者死惛迷不醒放痧不出服藥不應者死痧塊大痛口不絕声服藥不應者死四肢不收兩手脉伏者死肉如爛泥鍼刺直入不知疼痛者死元氣素弱誤服藥餌日久痧老血定者死臨症者詳之

痧前禁忌

痧症最忌热湯热酒热粥湯米食若不知禁則輕者必重重者必危或結痧塊日後变出奇疾凡服藥進飲有温涼冷之法不得任意致藥不効而病日增也

痧後禁忌

痧症畧鬆胸中覺餓若驟進米飲热湯痧氣復發立可變重必須忍耐一

兩日方可漸進飲食，如真覺大飢勢不能耐者，先煮掛麵少許溫食之，然後再進米粥，庶免傷食之虞。

治悶痧

痧毒沖心，忽然悶倒，此痧之急者，暑天多有之，必須放腿灣出血，用丸散童便治之，俟甦醒後服透竅解毒順氣活血之劑。

治瘟痧

風寒之邪伏於肌肉之內。至春而發。暑熱之邪滯於肌肉之間。至秋而發。其見症也。皆惡寒發熱。或腹痛。或不腹痛。氣急發喘。胸腹飽悶。頭面腫脹。似瘧非瘧。或變下痢膿血。輕者淹纏歲月。重者危急一時。老幼相傳。為之瘟痧。治宜放痧消積活血解毒為主。最後健脾養血復其本元。

治痧塊

痧毒借於氣分則成氣痞。結於血分則成血塊。夾食痰則成積塊。皆能作痛。時作時止。日深一日。施治之法在氣分者用沉香砂仁為君。在血分者。用桃仁紅花為君。夾食積者萊菔檳榔為君。或氣血二分兼有邪毒者。兼而治之。可也。

治痧瘋

瘋者厲氣所感。兼風寒溫熱之邪留於肌肉經絡之間而成者。痧者亦時行厲氣。若留連鬱遏於肌肉經絡。久而不散。變為惡症。狀若大麻風。眉髮俱脱面目頽敗手足拳攣謂之痧瘋当頻放毒血用金銀花六钱黄芩一钱五分皂角刺一钱赤芍红花生地各弍钱防風荆芥各弍钱牛膝三钱苦参四钱水煎服可以漸愈

治落弓痧

病者一時惛迷不醒痰聲如鋸形如落弓之状此暗痧内攻診視其脉或微细而数或動止不匀先放痧後進藥以清氣（痰）降氣涼隔為主若心胸脹極頭項向後者毒已入臟死症也

治眼痛痧

有两目红腫如桃甚則眼珠突出必先覺胸中煩悶而目疾因之当先刺

百會穴再用清肝脾活血降氣散痧之藥

治噤口痧

病不數日默默不語即語亦無聲此痧氣壅塞肺竅熱痰上升阻逆氣管閉結咽喉宜先放痧毒用陳香櫞一枚即佛手柑煎湯冷服俟微有声再為審治

治撲蛾痧

痧涎湧盛氣急發喘喉內作声痛若喉蛾但喉蛾之症喉內腫脹而喉痧之症痛而不腫又若喉風但喉風之痛不移喉痧之痛無定以此辨之治宜清痰降火少佐風藥當以僵蚕牛蒡為主

治咳嗽痧

痧氣每由呼吸而入多先感肺经邪留不散而咳嗽之症生焉但傷風之嗽鼻流清涕声重多痰感痧之嗽鼻乾多瘡胸前氣悶不可純用疎風發表之藥宜潤肺寬膈順氣散痧兼刮肩背治之

治呃逆痧

呃逆俗名呃兠亦名發呃有寒有熱有虛有實有因痰滯有因血滯血鬱有因食阻有因氣逆有從中宫起者名胃呃輕有自丹田起者名腎呃重若槪以丁香柿蒂散治之謬矣致痧症發呃更有不同此因暑熱之氣或穢氣皆由口吸入客於胃脘食痰阻滯抑鬱不舒熱氣上逆因而發呃當

以清涼解痧之藥降之順之用青蒿澤瀉為主使邪熱之氣由小便而出

再刮胸前少淺在上之毒則呃自止矣

治盤腸痧

痧毒抑遏盤轉腸胃似痛不痛似脹不脹內若筋吊牽連懊憹絞結腸胃迷悶無極當急放痧去其毒血內用救苦丹和礬水服之

治倒經痧

經行之際適感痧氣至經阻逆行肚腹腫脹卧牀不能轉側心腹作痛或鼻紅或吐血此皆痧毒之氣騰而上溢須先刮放用行血順氣清熱之劑加桃仁紅花童便治之若竟認為血症則悮矣

治紫疱痧

痧毒欝遏不内攻則外潰毒伏陽明日久有發為紫疱或如圓眼大或如蚕豆大潰有紫血内陷一坑須於指夹臂灣腿灣放之盡去毒血用蘇木澤蘭金銀花之類加牛黄治之

治鬼箭痧

俗傳鬼箭風之説有鍼挑火焠油髮桃艾葉擦之法俱不用藥識者分之謂鬼箭是風神箭是寒淋箭是濕痛而轉動者氣与痰也痛而不轉動者血也然其中多有夾痧者故亦須挑放以痧藥治之多有獲痊

治刺毛痧法

痧者壯熱煩悶徧身痛如刺毛所傷鄉俗相傳名刺毛痧治以痧法隨手
而効

用藥提論

痧之爲病乃感受四時不正之氣故当以驅邪爲主養正非所先也宜疎
散不宜大表宜下降不宜升提宜涼解不宜辛热宜清理不宜濡滯宜消
導不宜補益宜開通不宜收斂宜行氣不宜補氣宜活血不宜補血佐之
以解毒薰之清火化氣以消其脹行血以逐其邪此用藥之要法也

湯散丸丹

散痧湯治痧因於風者防風荊芥金銀花陳皮各八卜蟬退七卜紅花三卜

泽瀉六分水煎稍冷服　豆面腫加薄荷　手足腫加葳灵仙倍　咽喉腫加薄荷山荳根

胸脹加枳殻晚蚕沙　腹脹加厚朴　心胃痛加香附延胡　小腹痛加青皮　寒熱加独活　口渴加葛根　内熱加連喬　觸穢加降香砂仁　吐不止寒加砂仁熱加童便　痰多加僵蚕杏仁

食積加山查麦芽　血滯倍加红花　面紅血熱也加童便　面黑血瘀也加桃仁茜草　赤白痢加槟榔

清暑湯治痧因於暑者

香薷　青蒿　薄荷　泽瀉　木通各七分　連召八分　金銀花八分　水煎冷服

散表湯治痧為寒邪外閉者

防風　荊芥　独活　陳皮各一錢　细辛　香附　砂仁五錢　三　红花　金

銀花各五分水煎冷服

消積湯治痧因積滯而痛者

山查　麥芽　檳榔　厚朴各八分　荊芥　香附　薄荷　澤瀉各五分水煎稍冷服

荊芥湯治痧因氣鬱者

荊芥穗　陳皮　香附　枳殼　薄荷　紅花　延胡各八分　鬱金二分

水煎稍冷服　氣壅加烏葯　血壅加桃仁金銀花　痰多加白芥子　食滯加萊菔子

傷暑加青蒿　頭痛加甘菊　腹痛加延胡　咳嗽加桑皮杏仁　煩熱加山梔　小便不通加木通澤瀉　大便不通加枳實大黃　放痧不出倍加荊芥細辛

清涼飲治熱痧痛常上升者

薄荷 連召 山枝 香附 青蒿 木通 澤瀉 蚕沙 金艮花各

一錢水煎稍冷服

寶花散此治痧之仙劑

欝金錢細辛双荊芥四錢降香三錢共為細末每服三茶匙清茶稍冷服余

當用之煎劑甚効增減分兩荊芥一錢細辛五分欝金一錢降香三分腹

不痛去降香胸不悶去細辛夢陽氏謹識

圓紅散治血欝不散之症

末藥三錢去油 細辛四錢 桃仁一兩 延胡一兩 蒺藜一兩 降香三錢 共為細末

每服一錢温湯服

鬱金散治過飲寒涼致痧毒過伏

沉香 木香 鬱金各一錢 烏藥三錢 降香二錢 細辛五錢 共為細末每服三分砂仁湯稍冷服

冰硼散治咽喉為痧毒所客腫痛不消

天竺黃 硼砂各二錢 硃砂二分 冰片一分 元明粉一分 共為細末吹之

消疳散治痧後牙疳

人中白三錢 兒茶 花粉 硼砂 青黛各一 薄荷五分 王連五分 冰片一錢

真珠八分 明礬五分 共為細末先用濃茶拭淨搽之

九宮散治痧症或吹鼻或井水調服 杜製九宮散治一切腫毒

雞蛋清調敷象貝作底以象貝一兩研末入九宮散七分再入坑青五分研勻收貯候用此方夢陽氏杜製

一白冰片三分　二黑皂角六分　三碧月石即硼砂二分飛

四綠銅綠即坑青一分　五黃雄黃煅三分　六白火硝四分　七赤硃砂三分　八白白礬飛明五分　九紫原麝一下

再用羊腦炉甘石壹兩以黃連四分龍膽草三分荊芥一分蟬脫二分四味煎汁一大碗緩緩製入炉甘石內研極細末入九宮散少許色乃微紅可作眼藥治一切眼症更名黃竜荊蟬散　黃竜精蟬散方正見上此方夢陽氏杜製

礬紅丸治一切痧氣攻痛

石凡紅泥白凡成此物

白礬三分　紅礬一兩紅土即湖廣所出共為細末濃米飲丸芡實大每服一丸薄荷湯涼服

三香丸治过服寒凉以致痞悶者
木香、沉香　檀香各等　萊服子　砂仁各八分　五灵脂六分　共為细末水法
為丸每服五分溫湯服
牛黄丸治痧毒上壅痰涎喘急人事不省
胆星三分　天竺黄三分　雄黄五分　硃砂五分　牛黄五分　麝香三分　共為细
末濃米飲丸梧桐子大每服二丸灯心湯冷服
療疳丸治小兒疳症米糊為丸　此方夢陽氏杜製
犀角一兩　胡連二兩　元參二兩　象貝二兩　蘆薈二兩　蕪荑二兩　鶴虱二兩（雷丸二兩）　萊
菔子二兩　山查二兩　麥芽二兩　建粬二兩　銀胡一兩　青皮五子　廣木香一兩

檳榔二兩共為細末米糊為丸每服一錢白滾湯送

救苦丹治痧氣鬱結之劑

枳實七兩萊服子兩鬱金二錢烏葯八錢連召六錢共為細末每服五分清茶稍冷服

化毒丹治痧氣壅盛之症

金銀花 薄荷 姜蚕各兩 只殼 蔞仁去油 細辛兩半五 共為細末每服六分清茶冷服

巧奪丹治痧暑肚痛腹脹洩瀉及風寒痰食小兒受驚 此（刪錄）方夢陽氏未

荊芥二兩細辛兩鬱金二兩降香兩防風五錢天麻五錢天竺黃兩飛礬

二錢半雄黃兩滑石二兩蟬脫兩姜蚕兩粘子兩萊服子兩山查肉兩麦芽兩右研細末水法為丸

太乙救苦丹此仙方也治一切癰疽腫毒用陳醋磨敷用陳酒送服跌打損傷湯泡火傷俱可用歸身四兩紅花乙兩二錢血竭五分甲片八錢兒茶錢乳香五分沒藥五分辰砂五分雄黃乙兩五錢冰片五分麝香五分共為末極細末糊作錠每錠二厘

痧疹並治法此條錄宋鍾嶽先生痘疹正宗

痧疹者手太陽足陽明二經之热火發而為病者也小兒居多大人亦時有之殆時氣瘟疫之類欲其症每多嗽多嚏眼中如淚多泄瀉多痰多热

多渴多煩多悶甚至躁亂咽痛唇焦神昏是其候也治法当以清凉觧毒發散為主藥用辛寒苦寒甘寒以升發之最忌酸收只宜辛散誤施溫補禍不旋踵辛如荊芥穗細辛艸西河柳乾葛生石膏麻黄牛旁子清凉如元參薄荷生桑皮竹葉青黛甘寒如麦冬生甘艸蔗漿苦寒如黄芩黄栢知母連翹天花粉皆應用之藥也量其人病症之輕重制藥劑之大小中病則已毋太過焉

謹按痧症不特痘有夾痧者即瘄亦有夾痧者併不特夏秋炎熱有染者即春冬寒冷未嘗不有染者要略云痧筋當識第有現不現唇舌宜看看白與白未免視之不明治之便錯不若看手指甲板嘗見染痧者指甲板

灰白姑贅之以俟識者　夢陽氏贅筆完

治痧要畧終

專治麻痧述編

專治麻痧述編

《專治麻痧述編》六卷，清稿本，一册。清凌德輯編，其子凌永言、孫凌文壽校字，胞兄凌奐參閲鑒定。寫于清光緒十六年（一八九〇）。凌德，字畬之，號嘉六，又號蟄庵、一介道人等，歸安（今浙江湖州）人。據書末記載，光緒戊戌年（一八九八），凌德時年六十八歲，則知其生年當爲一八三一年。初佐富陽諸縣刑幕，旋弃去。學醫師從江浙名醫陸以湉（字定圃，號冷廬）。《海上墨林》稱其善書，嘗賣字糊口，尤善書寫大字，武林、吴興諸勝迹匾額多出其手，長興縣地藏殿『普拯十地』四字，最爲巨觀。咸豐間至上海，討論金石書畫，極一時之盛。著有《咳論經旨》四卷、《女科折衷纂要》一卷、《專治麻痧述編》六卷、《温熱類編》六卷存于世，前三書均收入裘慶元所編《三三醫書》中。另著有《内經素靈要旨》《温熱贅言》《蟄庵醫話》等，未見流傳。是書高二十三點八厘米、寬十六厘米，紅格稿紙，版框高十七點三厘米、寬十三厘米，單魚尾，黑口，書口題卷次和葉次。每半葉十行，行二十字。

書前載目録和引言。引言云：『痘疹麻痧類皆象形而名之也。惟麻痧證變幻莫測，嚮無專書，古人名言半多散見于痘科書中。且患家視爲泛常，以謂風痧輕證，每多忽略，避忌漫不經心，迨至凶陷告危，無從挽救，追悔何及。縱使天數當然，究由人事之未盡耳。伏讀《御纂醫宗金鑒》曰：麻疹須留神調治，始終不可一毫疏忽，較之于痘雖稍輕，而變化之速則在頃刻也。至哉訓言，諄諄垂誡。爰不自揣譾陋，謹將古今麻痧證治彙録成編，厘爲四卷，曰崇正，曰述古，曰徵今，附以成方曰方論。後之學者果能尋原討究，行遠自邇，拯斯民于衽席，醫豈小道云乎哉！』文末落款『時光緒十六年龍集庚寅正月十五日丙辰立春歸安凌德蟄庵手自寫本』。

是書目録首葉鈐朱文方印『中華書局圖書館藏書』『湖州凌氏嘉六』，引言及正文鈐多枚朱文方印，有『湖州凌氏嘉六』『德』『蟄庵』『滕德印信』『畬之』『嘉六』『嘉樂長壽』，均爲凌氏私人印章，且多爲徐三庚所刻。徐三庚（一八二六—一八九〇年），清末著名篆刻家，與凌德是好友，曾刻有邊款『上虞徐三庚爲湖州凌嘉六老友仿漢鑄』『上虞徐三庚刻充蟄庵老道兄文房』『嘉六老兄鑒，徐三庚製』等。著有《金罍山民印存》二卷、《似魚室印譜》、《金罍山人印存》等。

書首有後人對原書進行修改的内容，或對載録順序進行調整，或對内容進行增删等。比較發現，《三三醫書》中所收録的《專治麻痧初編》多遵校勘内容，據此可視此書爲《三三醫書》之付印稿本。據《三三醫書》載《〈專治麻痧初編〉提要》：『夫麻痧爲小兒之危證，近少研究之人，此書足爲兒科界放一曙光。惟哲嗣永言社友，寄社多年，始行付刊，深致歉罪。』可知是書乃凌德之子凌永言寄往三三醫社刊行。《三三醫書》著録爲『歸安凌德嘉六輯編，歸安吴炳暘秋陶參閲，胞兄凌奐曉五參閲，男永言校字，孫男文壽校字，紹興裘慶元吉生刊行』。觀此稿本，凡有修改或增補而粘以簽條或移葉拼接的，均加蓋『嘉六』騎縫章。書中還有多處勾畫痕迹，如以箭頭形式指示某行字上提或下落，或分行，或空格等，宜是用以指導排版者。另外，需要指出的是，是書原名題《專治麻痧初編》，其中『初』字被改爲『述』，但《三三醫書》刊刻時仍遵『初』字，而《中國中醫古籍總目》據上海辭書出版社圖書館原書所題載爲《專治麻痧述編》，實爲一種書。

是書『將古今麻痧證治彙録成編』，分爲四編。卷一《崇正編》載録《御纂醫宗金鑒·痘疹心法要訣》中《疹門》的内容，末附《司天掌訣歌》。卷二、卷三爲《述古編》，載録錢乙《小兒藥證直訣》、董汲《小兒斑疹備急方論》、朱肱《類證活人書》、許白沙《論小兒病脉》、郭白雲《論治痘疹三不宜》等十五位醫家所述痘疹精要。卷四、卷五爲《徵今編》，輯録許豫和《橡村痘疹訣》、夏鼎《幼科鐵鏡》、陳復正《幼幼集成》、朱純嘏《痘疹定論》、張志聰《侣山堂類辨》等十四位醫家所言痘疹論治。卷六爲《方論編》，選録謝元慶《良方集腋合璧》、王滄洲《古方選注》、柯韵伯《名醫方論》、程雲鵬《慈幼筏》、喻嘉言《解後須知》等醫家之古方。輯録時加有凌氏個人見解，以『德按』標示。書末附《先醫表》，載上古至清代諸醫家姓名、字號等，并于皇朝名醫陸以湉後自署『門人凌德』。《三三醫書》排印時未將《先醫表》刊入，頗爲可惜，今影印原本更顯珍貴，可爲後人參考。

小兒麻痧變幻莫測，稍有不慎，易發展成危證，患家極易忽視，而醫家有關此證的論治多散見于痘科書中，職此之由，是書彙選諸家論治精要，分述崇正編、述古編、徵今編、方論編，參考各書七十餘家，資料豐富，便于查檢。又爲凌德稿本，具有較高的文獻版本價值。

（熊　俊）

目録

分行當比卷字低一格

御纂

專治麻痧述編目錄

翁氏痘疹金鏡錄　朱氏痘疹傳心錄
秦氏痘疹折衷　張氏痘疹詮
周氏慎齋遺書　吴氏溫疫論
費氏救偏瑣言
卷之四徵今編上
許氏橡村痘疹訣　陳氏幼幼集成
夏氏幼科鐵鏡　朱氏痘疹定論
張氏侶山堂類辨　閻氏胎産心法痘疹論
强氏痘疹寶筏
卷之五徵今編下

以前目錄照此式排行寫

□編序文　二

麻痧癍證撮要

漫不經心

御纂

引言

痘疹麻痧類皆象形而名之也惟麻痧癍證嚮爲無專書古人名言多半散見於痘科書中且患家視爲泛常以謂風痧輕證每多忽略避忌漫不經心迨至凶陷告危無從挽救藥追悔何及縱使天數當然究由人事之未盡耳伏讀

醫宗金鑑曰麻疹須畱神調治始終不可一毫疎忽較之於痘雖稍輕而變化之速則在頃刻也至哉

訓言諄諄垂誡爰不自揣譾陋謹將古今麻痧證治折中正宗彙錄成編釐爲四卷曰崇正曰述古曰論

變幻莫測

徵

庵作盦

今附以成方後之學者果能尋原討究行遠自邇拯
斯民於衽席醫豈小道云哉時
光緒十六年龍集庚寅正月十五日丙辰立春安吉
淩德手寫本可附刻例

蟄庵

參閱姓氏

桐城程祖植曦之　歸安費涵養㳁
吳江李齡壽辛垞　[illegible]
歸安吳炳暘秋陶　[illegible]
吳江淩淦礪生　[illegible]兄　吳曉[illegible]

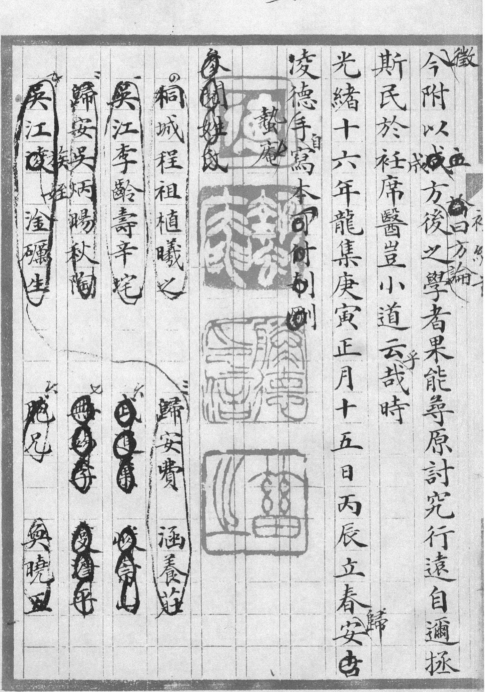

專治麻痧述編卷第一

歸安凌德嘉六輯編　男　永言　石書

胞兄奐曉五鑒定　孫男　文壽校字

御纂醫宗金鑑　胞侄　仝曾謙吉

痧門心法要訣　門人陳謨子顯同校

疹原

麻爲正疹亦胎毒毒伏六府感而出初發之狀有類痘形尖漸密不漿殊始終調護須留意較痘雖輕變化速

註　疹非一類有瘙疹癮疹溫疹蓋痘疹皆非正疹

二

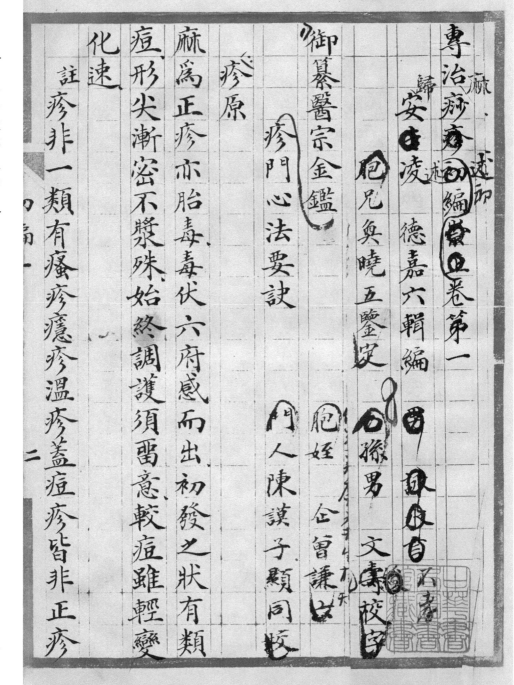

也惟麻疹則爲正疹亦胎元之毒伏於六府感天地邪陽火旺之氣自肺脾而出故多欬嗽噴嚏鼻流清涕眼淚汪汪兩胞浮腫身熱二三日或四五日始見點於皮膚之上形如麻粒色若桃花間有類於痘大者此麻疹初發之狀也形尖疎稀漸次稠密有顆粒而無根暈微起泛而不生漿此麻疹見形之後大異於痘也須留神調治始終不可一毫疎忽較之於痘雖稍輕而變化之速則在頃刻也

麻疹輕重

散没

收散

麻疹出時非一端其中輕重要詳參氣血和平輕而易表裏交雜重則難

註麻疹出時有輕重之分臨時須要詳察若氣血和平素無他病者雖感時氣而正能制邪故發熱和緩微微汗出神氣爽二便調勻見點則透徹[redacted]没不疾不徐爲輕而易治者也若素有風寒食滯表裏交雜一觸邪陽火旺之氣內外合發而正不能制邪必大熱無汗煩躁口渴神氣不清便閉尿澀見點不能透徹收[redacted]或太緊速則爲重而難治者也

麻疹主治大法

疹宜發表透爲先最忌寒涼毒内含已出清利無餘熱没後傷陰養血痊

註凡麻疹出貴透徹宜先用表發使毒盡達於肌表若過用寒涼冰伏毒熱則必不能出透多致毒氣内攻喘悶而斃至若已出透者又當用清利之品使内無餘熱以免疹後諸證且麻疹屬陽熱甚則陰分受傷血爲所耗故没後須以養血爲主可保萬全此首尾治疹之大法至於臨時權變惟神而明之而已

麻疹未出證治

欲出麻疹身微熱表裏無邪毒氣鬆若兼風寒食滯熱隱伏不出變叢生宣毒發表爲主劑隨證加減莫亂從

註 麻疹一證非熱不出故欲出時身先熱也表裏無邪者熱必和緩毒氣鬆動則易出而易透若兼風寒食熱諸證其熱必壯盛毒氣鬱閉則難出而難透治以宣毒發表湯其間或有交雜之證亦照本方隨證加減治之

宣毒發表湯

葛根二字提上一格

升麻　葛根　前胡

桔梗　枳殼麩炒　荊芥穗

防風　薄荷葉　木通

連翹去心　牛蒡子炒研　淡竹葉即鮮竹葉

生甘草

引加芫荽水煎服　凡服荊芥忌食魚腥

感寒邪者加麻黃夏月勿用

食滯加南山查

內熱加黃芩

方歌　疹伏宣毒發表湯升葛前桔枳荊防薄通翹蒡

淡竹草引加芫荽水煎嘗

麻疹見形證治

麻疹已出貴透徹細密紅潤始爲良若不透徹須分晰風寒毒熱氣虛詳風寒升葛湯加味毒熱三黃石膏湯氣虛人參敗毒散托裏透疹效非常

註麻疹見形貴乎透徹出後細密紅潤則爲佳美有不透徹者須察所因如風寒閉塞必有身熱無汗頭疼嘔惡疹色淡紅而黯之證宜用升麻葛根湯加蘇葉川芎牛蒡子因毒熱壅滯者必面赤身熱譫語煩渴疹色赤紫滯黯宜用三黃

石膏湯又有正氣虛弱不能送毒外出者必面色晄白身微熱精神倦怠疹色白而不紅以人參敗毒散主之

升麻葛根湯

升麻　葛根　赤芍藥

生甘草

引加芫荽水煎服

方歌　發熱升麻葛根湯表邪痘疹兩得方升麻葛根赤芍草隨證宜加法最良

三黃石膏湯

麻黄　石膏　淡豆豉
黄檗　黄連　梔子
黄芩
水煎服
方歌　痧出不透因毒熱，三黄石膏湯急尋，麻黄石膏
淡豆豉，黄檗黄連梔子芩。
人參敗毒散
人參　川芎　羌活
獨活　前胡　枳殼麩炒
桔梗　柴胡　生甘草

赤苓

引用生薑水煎服

方歌 疹因氣虛出難透人參敗毒有奇功參芎羌獨前枳桔柴胡甘草赤茯苓

麻疹收没證治

疹出三日當收没不疾不徐始無虞收没太速毒攻內當散不散虚熱醫毒盛荊防解毒治外用胡荽酒法宜虚熱柴胡四物劑應證而施病漸離

註麻疹見形三日之後當漸次没落不疾不徐始爲無病若一二日疹即收没此爲太速因調攝

不謹或爲風寒所襲或爲邪穢所觸以致毒反內攻輕則煩渴譫狂重則神昏悶亂急宜內服荊防解毒湯外用胡荽酒薰其衣被使疹透出方保無虞當散不散者內有虛熱留滯於肌表也其證潮熱煩渴口燥咽乾切不可純用寒涼之劑以柴胡四物湯治之使血分和暢餘熱悉除疹卽沒矣

荊防解毒湯

薄荷葉　連翹去心　荊芥穗

防風　黃芩　黃連

牛蒡子炒研 大青葉 犀角
人中黃
引用燈心蘆根水煎服
方歌 收没太速毒內攻荊防解毒治最靈薄翹荊防
芩連蒡大青犀角共人中

胡荽酒
胡荽四兩切碎 黃酒半觔
同煎勿令洩氣

柴胡四物湯
白芍炒 當歸 川芎

生地　　人參　　柴胡

淡竹葉　　地骨皮　　知母炒

黄芩　　麥冬去心

引加生薑紅棗水煎服

方歌　當散不散因虛熱，柴胡四物芍歸芎，生地人參

柴竹葉，地骨知母芩麥冬。

身熱不退

麻疹已發身猶熱，毒熱壅遏使之然。出用化毒清表劑，沒後柴胡清熱煎。

註　麻疹非熱不出，若既出透，其熱當減，倘仍大熱

者此毒盛壅遏也宜用化毒清表湯治之疹已没落而身熱者此餘熱畱於肌表也宜柴胡清熱飲治之

化毒清表湯

葛根　薄荷葉　地骨皮

牛蒡子炒研　連翹去心　防風

黄芩　黄連　元參

生知母　木通　生甘草

桔梗

引用生薑燈心水煎服

方歌　疹已出透身壯熱化毒清表爲妙訣葛薄地骨
蒡翹防芩連元知通甘桔

柴胡清熱飲

柴胡　黃芩　赤芍
生地　麥冬去心　地骨皮
生知母　生甘草
引用生薑燈心水煎服

方歌　疹已沒落熱不減柴胡清熱效通仙柴胡黃芩
芍生地麥冬地骨知母甘

煩渴

毒熱內盛火上炎心胃擾亂煩渴添未出升葛湯加味已出白虎湯爲先沒落竹葉石膏用因時醫治莫遲延

註凡出麻疹煩渴者乃毒熱壅盛也蓋心爲熱擾則煩胃爲熱鬱則渴當未出時宜升麻葛根湯加麥冬天花粉已出者宜白虎湯沒後煩渴者用竹葉石膏湯

升麻葛根湯方見前

白虎湯

石膏煅　生知母　生甘草

引用粳米水煎服

方歌　麻疹已發多煩渴，白虎清熱自能安，石膏知母生甘草，引加粳米用水煎。

竹葉石膏湯

人參　麥冬去心　石膏煅

生知母　竹葉　生甘草

水煎服

方歌　疹已沒落當安靜，若加煩渴熱未清，竹葉石膏湯參麥，石膏知母竹甘從。

譫妄

疹發最怕毒火盛熱昏心神譫妄生未出三黃石膏治已出黃連解毒靈

註譫妄一證乃毒火太盛熱昏心神而然也疹未出而譫妄者三黃石膏湯主之疹已出而譫妄者黃連解毒湯主之

三黃石膏湯方見前

黃連解毒湯

黃連　黃芩　梔子

黃檗

加味丹皮生地黃生甘草金銀花連翹去心

醫

引加燈心水煎服

方歌　麻疹已出譫妄燒毒鬱熱結未曾消黃連解毒芩梔蘗加丹生地草銀翹

喘急

疹初無汗作喘急宣發麻杏石甘宜毒熱內攻金受尅保肺清氣化毒方

註　喘為惡候麻疹尤忌之如初未出透無汗喘急者此表實拂鬱其毒也宜用麻杏石甘湯發之疹已出胸滿喘急此毒氣內攻肺金受尅宜用清氣化毒飲清之若遲延失治以致肺葉焦舉

十一

則難救矣

麻杏石甘湯

石膏煅　麻黃蜜炒　杏仁去皮尖炒

生甘草

引用生薑水煎服

方歌　喘用麻杏石甘湯石膏火鍛合麻黃杏仁去尖

須微炒甘草相配引生薑

清氣化毒飲

前胡　桔梗　栝蔞仁

連翹去心　桑皮炙　杏仁炒去皮尖

黄芩　　黄連　　元參

生甘草　　麥冬去心

引用蘆根水煎服

方歌 毒熱内攻肺喘滿清氣化毒飲最靈前桔蔞翹桑杏芩連元參草麥冬

欬嗽

疹初欬嗽風邪鬱加味升麻葛根良毒熱薰蒸金受制清金寧嗽自堪嘗

註 麻疹發自脾肺故多欬嗽若欬嗽太甚者當分初沒治之初起欬嗽此爲風邪所鬱以升麻葛

根湯加前胡桔梗蘇葉杏仁治之已出欬嗽乃
肺爲火灼以清金寧嗽湯主之
升麻葛根湯方見前
清金寧嗽湯
橘紅　前胡　生甘草
杏仁去皮尖炒　桑皮蜜炙　川連
栝蔞仁　桔梗　浙貝母去心
引用生薑紅棗水煎服
方歌 嗽用清金寧嗽湯橘紅前草杏仁桑川連栝蔞
貝母桔引用紅棗共生薑

喉痛

疹毒熱甚上攻喉腫痛難堪實可憂表邪元參升麻用
裏熱涼膈消毒求

註疹毒熱盛上攻咽喉輕則腫痛甚則湯水難下最爲可慮表邪鬱遏疹毒不能發舒於外致咽喉作痛者元參升麻湯主之裏熱壅盛或疹已發於外而咽喉作痛者以涼膈消毒飲主之

元參升麻湯

荊芥穗　防風　升麻

牛蒡子炒研　元參　生甘草

提上

水煎服

方歌[illegible]表鬱疹毒喉腫痛急服元參升麻湯荊芥防風升麻蒡元參甘草水煎嘗

涼膈消毒飲

荊芥穗　防風　連翹去心

薄荷葉　黃芩　生梔子

生甘草　牛蒡子炒研　芒消

生大黃

引用燈心水煎服

方歌裏熱喉痛苦難當涼膈消毒飲最良荊防翹薄

芩梔草牛蒡芒消生大黄

失音

疹毒聲啞肺熱壅元參升麻有奇功已發加減涼膈散沒後兒茶音即清

註失音者乃熱毒閉塞肺竅而然也疹初失音者元參升麻湯主之疹已發而失音者加減涼膈散主之疹沒後聲啞者兒茶散主之

元參升麻湯 方見前

加減涼膈散

薄荷葉 生梔子 元參

火

連翹去心　生甘草　苦桔梗
麥冬去心　牛蒡子炒研　黃芩
水煎服

方歌　加減涼膈治失音薄荷梔子共元參連翹甘草苦桔梗麥冬牛蒡與黃芩

兒茶散

硼沙二錢　孩兒茶五錢
共爲細末涼水一盞調藥一匙服之

嘔吐

疹發緣何嘔吐逆火邪擾胃使之然竹茹石膏爲主

治和中清熱吐能安

註麻疹嘔吐者由於火邪內迫胃氣沖逆也須以竹茹石膏湯和中清熱其吐自止

竹茹石膏湯

半夏薑製　赤苓　陳皮

竹茹　生甘草　石膏煅

引用生薑水煎服

方歌竹茹石膏湯治吐半夏薑製配茯苓陳皮竹茹生甘草石膏火煅共合成

瀉泄

毒熱移入大腸經傳化失常瀉泄成初起升葛湯加
味已發黃連解毒清
註麻疹瀉泄乃毒熱移入腸胃使傳化失常也治
者切不可用温熱諸劑疹初作瀉者以升麻葛
根湯加赤苓豬苓澤瀉主之疹已出作瀉者以
黃連解毒湯加赤苓木通主之
升麻葛根湯見前
黃連解毒湯見前
痢疾
夾疹之痢最難當毒熱凝結移大腸腹痛下痢赤白

色悉用清熱導滯良

註麻疹作痢謂之夾疹痢因毒熱未解移於大腸所致也有腹痛欲解或赤或白與赤白相兼者悉用清熱導滯湯主之不可輕投澁劑

清熱導滯湯

山查　厚樸薑製　生甘草

枳殼麸炒　檳榔　當歸

白芍酒炒　條芩酒炒　連翹去心

牛蒡子炒研　青皮炙　黃連吳茱萸炒

引用生薑水煎服

方歌 痢用清熱導滯湯山查樸草枳檳榔歸芍條芩
麴牛蒡青皮黃連引生薑

腹痛

小兒發疹腹中疼毒鬱腸胃食滯凝曲腰啼叫眉頻蹙加味平胃散堪行

註 麻疹腹痛者由食滯凝結毒氣不得宣發於外故不時曲腰啼叫兩眉頻蹙須以加味平胃散治之滯消毒解而痛自除矣

加味平胃散

防風 升麻 枳殼麩炒

葛根　蒼朮炒　陳皮

厚樸薑炒　南山查　麥芽炒

生甘草

引用生薑燈心水煎服

方歌　加味平胃散如神防風升麻枳葛根蒼陳厚樸查芽草生薑燈心水煎勻

衄血

疹家衄血莫倉惶毒從衄解妙非常衄甚吹鼻髮灰散內服犀角地黃湯

註　肺開竅於鼻毒熱上沖肺氣載血妄行則衄作

矣然衄中有發散之義以毒從衄解不須止之但不可太過過則血脫而陰亡也如衄甚者宜外用髮灰散吹入鼻中內服犀角地黃湯其血可止

髮灰散

取壯實人頭髮洗淨陰陽瓦煅成灰放地上去火性研細末吹入鼻中血衄自止

犀角地黃湯

粉丹皮　白芍藥　犀角

生地黃

水煎服

便硬者加川大黄

方歌犀角地黄湯治衄效非常丹皮芍犀地便祕加大黄

瘙疹

兒在母腹血熱蒸生後不免遇涼風徧體發出如粟米此名瘙疹何須評

註瘙疹者兒在胎中受母血熱之氣所蒸已久及生後外遇涼風以致徧身紅點如粟米之狀滿月内見者名爲爛衣瘡百日内見者又名百日

加

瘡未出痘瘡之先見者即名瘙疹調攝謹慎不治自愈

蓋痘疹

痘後出疹蓋痘傳餘毒未盡夾食寒徧身作癢如雲片加味消毒服即安

註 蓋痘疹者謂痘方愈而疹隨發也因痘後餘毒未盡更兼恣意飲食外感風寒以致徧身出疹色赤作癢始如粟米漸成雲片宜加味消毒飲疎風清熱疹即愈矣

加味消毒飲

荊芥穗　防風　牛蒡子炒

升麻　生甘草　赤芍藥

南山查　連翹去心

引用生薑水煎服

方歌　蓋痘疹因風熱成加味消毒飲最靈荊防牛蒡

升麻草赤芍山查連翹從

癮疹

心火灼肺風溼毒隱隱疹點發皮膚踈風散溼羌活

散繼用消毒熱盡除

註　癮疹者乃心火灼於肺金又兼外受風溼而成

卷一　十九

味

也發必多癢色則紅赤隱隱於皮膚之中故名曰癮疹先用加減羌活散踈風散溼繼以加味消毒飲清熱解毒表裏清而疹愈矣

加減（味）羌活散

羌活　前胡　薄荷葉

防風　川芎　枳殼麸炒

桔梗　蟬蛻　連翹去心

生甘草　赤苓

引用生薑水煎服

方歌　癮疹羌活散相當羌活前胡薄荷防川芎枳桔

底一格

淨蟬蛻連翹甘草赤苓薑

加味消毒飲見前

右右編二曰崇正

附司天掌訣歌

子午少陰君火天　陽明燥金應在泉

丑未太陰溼土合　太陽寒水兩纏綿

寅申少陽相火王　厥陰風木地中連

卯酉卻與子午倒　辰戌巳亥亦皆然

二十

專治痳痧述編

初編一

孫男 文壽綬侍讀

專治痳痧述編卷首

醫

靈素難經句讀

病提綱

溫熱暑疫類纂 嗣出

凡有△者
仍要寫也

垂方

專治痳痧初編述古編敘

小兒醫謂之啞科誠如寇宗奭有言寧治十男子莫治一婦人寧治十婦人莫治一小兒小兒痘疹驚疳最難一時分辨要在醫家博覽羣書多識險證尤須臨診虛心時加體察深恐病重藥輕因循誤事慎勿偏執己見毒藥殺人夫如是始可稱之曰能事徐洄溪云痘瘡無人可免自種痘法起而小兒方有避險之路此天意好生有神人出焉造良法以救人也夷攷治兒痘疹之書不下百數十家莫不切近和平各出心裁立法經余曾所見聞者臚陳其書目俾後之

古諺曰

宋鄭端友全嬰方論

元曾世榮字元育溪著有演山口議活幼心書

學小兒醫者知有正路可由焉

周[illegible]巫妨顱顖經

錢仲陽小兒藥證直訣　宋董及之小兒斑疹方論

閻孝忠小兒直訣附方　宋劉方明幼幼新書

宋人小兒衛生總微方　宋陳文仲小兒痘疹方論

宋楊仁齋直指小兒方論　金劉守眞保童祕要

元曾世榮活幼口議　元朱丹溪治痘心要法

明王實湖幼科類萃　明徐用宣袖珍小兒方

明錢大用活幼全書　明高梅孤痘疹管見

演山活幼口議　明汪石山痘疹理辨

明寇衡美全幼心鑑　明繆仲淳廣筆記幼科

須歸朝代，不必注出宋明清字樣

明 聶久吾活幼心法　明 翟良痘科類編釋意
明 萬密齋痘疹心法　明 徐東皋痘疹危言
明 張景岳痘疹詮　明 吳志中兒科方要
明 李言聞痘疹要訣　明 李實痘疹溯源
明 蔡維藩小兒痘疹方　明 聞人規痘疹論
明 張清川痘疹便覽　明 湯衡嬰孩妙訣
明 婁居中恤幼集　明 董大英活幼悟神集
明 謝天錫瘡疹證治　明 黃良佑麻痘祕法
明 吳洪痘疹彙編　明 崔嶽痘疹詳辨
明 張渙小兒醫方妙選　明 魯伯嗣嬰童百問

初編二　二

明 姚和衆童子祕訣　明 王日新小兒方
明 魏桂巖博愛心鑑　明 竇夢麟痘瘡形證論治
明 費建中救偏瑣言　明 徐杏泉痘疹玉髓
明 翁仲仁痘疹金鏡錄　明 陸道元金鏡錄補遺
清 許宣治橡村痘訣　明 朱濟川痘疹傳心錄
明 王損菴痘疹證治準繩　明 薛良武保嬰撮要
明 黃五芝痘疹正傳　明 孫一奎痘疹心印
明 秦景明痘疹折衷　清 馮楚瞻痘疹錦囊全集
清 徐仲光痘疹仁端錄　清 沈惠民活幼心書
清 李樫小兒保生方　清 喜泰順疹痘祕書

筆

清 許培元痘疹筆議　　許學文痘科約言

左忠痘疹方　　夏卓溪幼科鐵鏡

邵慈菴痘科祕法　　陳奇生痘科扼要

郭鐵崖天花精言　　朱玉堂痘疹定論

程鳳雛慈幼筏　　陳飛霞幼幼集成

葉天士幼科要略　　王海暘痘書

醉玄子痘疹方　　强健痘證寶筏

曹畸菴豆醫蠡酌錄

右七十二部以及痘科正宗他如管橒保赤全書葉大椿痘學

眞傳之類皆乃痘科中之楊墨也姑無論矣第

思近時治痧治疹率多取法張□□□吳坤

右曾見者七十餘部其葉氏幼科要略[illegible]伍氏袁氏[illegible]

初編二　三

金保三喉科
枕秘張筱衫
痧喉正義
別喉痧爲喉
科之謹便用
云云

安傷寒指掌[illegible]通[illegible]條辨陳靜岩疫痧草
[illegible]入喉科外科等
書[illegible]數家者其於痘疹痲痧亦[illegible]
痲似是而非首鼠兩端惑人主見尤有大膽妄
心庸[illegible]自詡獨得之秘著書立説[illegible]竟
有以痲痧認爲臭毒之痧而用紫金錠紅靈丹等
藥者野狐譚禪眞堪捧腹不容不表而斥之時
光緒庚寅冬十月[illegible]凌德赤霆子識

專治麻痧述編卷之二

歸安凌德皆六輯編　不孝丹

胞兄奐曉五鑒定　孫男文綬校字

錢氏小兒直訣

小兒脈法

氣不和脈弦急　傷食脈沉緩　虛驚脈促結急（一作促結）

風脈浮　寒脈沉細　脈亂不治

寇氏全幼心鑑云小兒一歲以前看虎口食指寅卯辰三關以驗其病（寅卯辰即風氣命三關也）脈紋從寅關起不至卯關者易治若連卯關者難治若寅

辨

侵卯卯侵過辰者十不救一其脈紋見有五色如因驚必青瀉痢必紫當以類而推之一歲後則可用一指轉側辨其三部脈弦急浮沉四五歲後脈七八至而細數者爲平九至者傷十至者困六至五至者爲虛爲寒弦緊爲風癇弦急爲客忤

面部證

左顋爲肝　右顋爲肺　額上爲心　鼻爲脾

頦爲腎　若色赤者熱也隨證治之

目部證

劄一作眨 目動也 注双行

目內色赤者心實熱淡紅者心虛熱　青者肝實熱淡青者肝虛熱　黃者脾實熱微黃者脾虛熱白而混者肺實熱　目無精光者腎虛也

五藏虛實寒熱

心主驚實則叫哭發熱飲水而搐虛則臥而悸動不安　視其睡口中氣溫或合面睡及上竄咬牙皆心熱也　心氣實則喜仰臥

肝主風實則目直大叫呵欠項急頓悶虛則咬牙多欠　肝熱則手尋衣領及亂捻物壯熱飲水喘悶目赤發搐　肝有風則目連劄得心熱則發搐或筋脈

頓一作煩

五

牽繫而直視風甚則身反張强直不搐心不受熱也
當補腎治肝
脾主困實則困睡身熱飲水虛則吐瀉生風面白腹
痛口中氣冷不思飲食或吐清水　呵欠多睡者脾
氣虛而欲發驚也
肺主喘實則悶亂喘促有飲水者有不飲水者虛則
哽氣長出氣　肺熱則手掐眉目鼻面　肺盛復感
風寒則胸滿氣急喘嗽上氣　肺藏怯則脣白悶亂
氣粗喘促哽氣者難治肺虛甚也
腎主虛無實也惟瘡疹腎實則變黑陷若胎稟虛怯

疱當作皰

神氣不足目無精光面白顱解此皆難育雖育不壽或更加色欲變證百出愈難救療或目畏明下竄者蓋骨重而身縮也咬牙者腎水虚而不能制心火也

五藏瘡疹證治

小兒在胎食五藏血穢伏於命門若遇天行時熱或乳食所傷或驚恐所觸則其毒當出初起之候面燥腮赤目胞亦赤呵欠頓悶乍涼乍熱欬嗽嚏噴手足梢冷驚悸多睡宜究其何藏所發察其何因所起令乳母亦須節飲食慎風寒

五藏各有一證肝藏水疱青色而小肺藏膿疱色白

而大心藏瘢色赤而小脾藏疹小次瘢故色赤黃淺也先發膿疱後發疹子者順先疹子後瘢者順反此爲逆惟腎無候但見骫冷耳冷是也若寒水來侮故黑陷而耳骫反熱爲逆也疱同皰音泡

如發潮熱三日以上出不甚多而熱不止者未盡也潮熱隨出如早食潮熱不已爲水疱之類也一發便出盡者重瘡夾疹者半輕半重也出稀者輕裏外微紅者輕外黑裏赤者微重外白裏黑者大重也瘡端裏黑點如針孔者勢最劇也青乾紫陷昏睡汗出煩燥熱渴腹脹啼喘二便不通者困也有大熱利小便

解熱毒若紫黑乾陷或寒戰咬牙或身黃腫紫者急下之復寒熱不已身冷出汗耳骫反熱者死證也此腎氣大旺脾虛不能制故也下後身熱氣溫飲水者可治以脾土勝腎寒去而溫熱也不黑者不可下下則內虛歸腎大抵瘡疹屬陽在春夏爲順秋冬爲逆冬月腎旺盛寒病多歸腎變黑又當辨春膿疱夏黑陷秋癍子冬疹子者十活四五黑者十難救一

身熱煩渴腹滿而喘便澀面赤悶亂大吐此當利小便不瘥者下之若能食而痂頭焦起或未焦而喘實者亦可下之若五七日痂不焦是內熱也宜導之生犀

汁解之

癍疹作搐爲脾虛而肝旺乘之心火妄動風熱相搏也當瀉心肝補脾土

瘡黑而忽便膿血并痂皮者乃脾氣實腎邪退而病安也洩瀉而乳食不化者脾虛不能制腎故難治

徐洄溪曰此即近世痘瘡之證其病與癍疹同列竝無起脹成漿收靨等說大抵宋時之瘡形治法不過如此近日愈變愈重與癍疹絕不相類治亦迥別因知天下之病隨時隨地變化無窮所以内經有五運六氣異法方宜等論爲醫

欄下空一格

上竄咬牙

者茍不能知天運之轉移及五方之體性終有偏執之處不可以稱上工也

瀉青圓方　治肝經實熱急驚搐搦脈洪實

當歸焙　草龍膽焙　川芎藭　山梔子仁

川大黃　羌活　防風焙

右等分爲末鍊蜜和圓如芡實大每服半圓或壹圓煎竹葉湯同沙糖化下

導赤散　治小兒心熱上竄咬牙小腸實熱小便祕赤

生地黃　生甘草　木通各等分

右爲末每服三錢水一盞入竹葉同煎至五分食後温服　一本不用甘草用黃芩

瀉心湯　治小兒心氣實氣有澁不得通喜仰臥

黃連

右爲末每服五分臨臥温水化下

德案凡生子于未發聲之先急取口中惡血以綿拭令淨後以黃連甘草二味等分煎汁時時灌一二匙則無病出痘疹亦稀少若啼聲一發則嚥下矣亦當用大黃黃連黃芩甘草煎汁飲之打盡腹中舊屎方可與乳不可

忽也

瀉黃散又名瀉脾散治脾胃實熱弄舌

藿香葉七錢五分　山梔子仁一兩　石膏五錢

甘草七錢五分　防風三兩焙

右剉用蜜酒微炒香爲細末每服一二錢水一盞

煎至五分溫服清汁

異功散　治脾胃虛弱吐瀉不思乳食

人參　茯苓去皮　白朮　陳皮　甘草各等分

右爲細末每服二三錢水一盞生薑大棗同煎至

七分食前溫服

附顱顖經和平飲子　治小兒初生日與

人參　茯苓　甘草　升麻各一分

右水煎時時與之臨時冷加白朮熱加芒消

益黃散又名補脾散　治脾胃虛寒嘔吐泄瀉及治脾疳腹大身瘦

陳皮一兩去白　丁香二錢一方用木香　訶子炮去核

青皮去白　炙甘草各五錢

右爲末三歲兒一錢半水半盞煎三分食前服

白朮散　治脾胃久虛嘔吐泄瀉但欲飲水乳食不進

奪去

瀉白散
治肺實熱盛
欬嗽氣急痰
喘
地骨皮　桑白皮
炒各一兩　炙甘草一錢

人參二錢五分　白茯苓　白朮炒　藿香葉各五
木香二錢　甘草一錢　葛根
右㕮咀每服三錢水煎熱甚煩渴去木香　本事
方白朮散治小兒嘔吐脈遲細有寒用白朮人參
各二錢五分　半夏麴二錢　茯苓乾薑甘草各一錢　右爲細末每
服二錢水一盞薑三片棗一枚擘去核煎至七分
去滓溫服日二三服
瀉白散　治肺實熱盛欬嗽氣急痰喘
地骨皮　桑白皮炒各一兩　炙甘草一錢
右剉散入粳米一撮水二小盞煎七分食前服

簽條覆蓋處見第五七五頁

萸萸

修俗

右爲末每服一二錢水一盞煎至六分食後溫服

曾氏活幼心書補肺散去黍黏子加茯苓

地黃圓又名六味圓 治腎怯失音顖開不合神不足目中白睛多面色晄白等虛證

熟地黃八錢酒洗 山萸（萸）肉 山薯蕷各四錢

澤瀉 牡丹皮 白茯苓各三錢去皮

右爲末煉蜜圓如梧子大空心溫水化下二十圓

寇氏全幼心鑑去澤瀉加人參鹿茸名參茸地黃圓治稟賦不足腎氣虛弱髓（骨）枯（端）解顱語遲齒（生）緩行步多艱

生犀角汁　治瘡疹不快吐血衄血

生烏犀角磨汁

玉露散又名甘露散　治傷熱吐瀉汗出口渴脈浮洪大

寒水石　石膏各半兩　生甘草壹錢

右爲細末每服一匙或半錢一錢食後溫湯調下

甘桔湯　治小兒肺熱

桔梗二兩　甘草一兩

右爲粗末每服二錢水一盞煎至七分去滓食後溫服加荊芥防風名如聖湯　董氏斑疹備急方

加惡實麥門冬亦名如聖湯

孝

閻氏孝忠附方

小兒耳冷骫冷手足乍冷乍熱面赤時嗽嚏驚悸此瘡疹欲發也未能辨認間服升麻葛根湯消毒散已發未發皆宜服仍用胡荽酒黃蘗膏暑月煩躁食後與白虎湯玉露散熱盛與紫雪咽痛或生瘡與甘桔湯甘露飲子餘依錢氏說大人同

升麻葛根湯　治傷寒溫疫風熱壯熱頭痛肢體痛瘡疹已發未發竝宜服之

乾葛　升麻　芍藥　甘草炙各半兩

右爲粗末每服四錢水一盞半煎至一盞量大小

與之溫服無時　千金方無甘草有黃芩名四物

解肌湯治少小傷寒

消毒散　治瘡疹未出或已出未能勻徧又治一切瘡涼膈去痰治咽痛

牛蒡子二兩炒　甘草半兩　荊芥穗一兩

右爲粗末每服三錢水一盞半煎至一盞溫服不拘時　活人書鼠黏子湯有防風治證同

黃蘗膏　治瘡疹已出用此塗面次用胡荽酒

黃蘗一兩去皮　甘草四兩　新菉豆一兩半

右爲細末生油調從耳前至眼輪竝厚塗之日三

兩次如早用瘡不上面縱有亦少

胡荽酒

胡荽細切四兩以好酒二盞煎一二沸入胡荽再煎少時用物合定放冷

右每吸一二口微噴從頂至足勻徧勿噴頭面病人左右常令有胡荽即能辟去汗氣瘡疹出快瘡疹忌外人及穢觸之物雖不可受風冷然亦不可擁遏常令衣服得中并虛涼處坐臥

甘露飲子　治心胃熱咽痛口舌生瘡并瘡疹已發未發並可服又治熱氣上攻牙齦腫牙齒動搖

生地黃焙　熟地黃焙　天門冬去心焙

麥門冬去心焙　枇杷葉去毛　黄芩去心
石斛去苗　枳殼去穰麩炒　甘草炙
山茵蔯葉
右各等分爲粗末每服二錢水一盞煎八分食後
温服牙齒動搖牙齦腫熱含漱渫并服　活人書
曰胃中客熱口臭不思飲食或饑煩不欲食齒齦
腫疼膿血舌口咽中有瘡赤眼目瞼重不欲開瘡
疹已發未發竝宜服此　本事方無麥冬有犀角
尖治胃熱口臭牙宣赤眼口瘡一切瘡疹
白虎湯　解暑毒煩躁身熱痰盛頭痛口燥大渴

知母一兩半焙　甘草半兩炒　石膏四兩

白粳米八錢

右爲粗末，每服三錢，水一盞，煎至八分，食後溫冷隨意服。氣虛人加人參同煎。

紫雪　治驚癇百病，煩熱涎厥，及傷寒胃熱發斑，一切熱毒喉痹腫痛，又治瘡疹毒氣上攻，咽喉水漿不下。

黃金十兩　寒水石　磁石　滑石　石膏各四兩八錢，並搗碎

已上用水五升，煮至四升，去滓，入下項藥

篦

玄參一兩六錢搗碎　木香搗碎　羚羊角屑　犀角屑

沈香各半兩搗碎　升麻一兩六錢搗碎　丁香一錢搗碎

甘草八錢炙剉

已上八味入前藥汁中再煮取一升五合去滓入下項藥

消石三兩一錢芒消亦得　朴消一斤精者

已上二味入前汁中微火上煎柳木篦攪不住手候有七合投在木盆中半日欲凝入下項藥

朱沙三錢研飛　麝香當門子一錢一字研

疰

入後二十三頁第十一行條排入

另行半頁寫起

已上二味入前藥中攪匀寒之二日

右件成紫色霜雪每服一字至五分冷水調下大小以意加減咽喉危急病捻少許乾嚥立效又治大人脚氣毒徧内外煩熱不解口中生瘡狂易叫走瘴疫毒厲卒死温瘧五尸五疰大能解諸藥毒每服一錢至二錢冷水調下並食後服

徐泂溪曰方中黄金百兩以飛金一萬頁代之尤妙○邪火毒火穿經入藏無藥可治此能消解其效如神

董氏小兒斑疹備急方論　東平董汲及之論次

及

序

世之人有得一奇方可以十全愈疾者恐恐然惟慮藏之不密人或知之而使其藥之不神也其亦陋矣夫藥之能愈病如得人人而告之使無夭横各盡其天年以終此亦仁術也吾友董及之少舉進士不第急於養親一日盡棄其學而從事於醫然醫亦非鄙術矣古之人未嘗不能之如張仲景葛洪陶隱居孫思邈皆名於後世但昧者爲之至於異貴賤別貧富自鄙其學君子不貴也及之則不然凡人之疾苦如己有之其往來病者之家雖祁寒大暑未嘗少憚至

病

於貧者或晝夜自惠薪粲以周其乏者多矣他日攜
小兒斑疹方一帙見過求序於余因爲引其略亦使
見及之之所存知世之有奇方可以療疾者不足貴
也如此東平十柳居士孫準平甫序

自序

夫上古之世事質民淳稟氣全粹邪不能干縱有疾
病祝由而已雖大人方論尚或未備下逮中古始有
巫妨氏者著小兒顱顖經以卜壽夭別死生厥世相
援於是小兒方論興焉然在襁褓之時藏府嫩弱脈
促未辨痒不知處痛亦難言祗能啼叫至於變蒸驚

風客忤解顱近世巢氏一一明之然於斑疹欲出證候與傷風相類而略無辨說致多謬誤而復醫者不致詳慎或乃虛者下之實者益之疹者汗之風者溫之轉生諸疾遂致夭斃噓可歎也今採摭經效祕方詳明證候通爲壹卷目之曰斑疹備急方非敢謂有補於後世意欲傳諸好事者庶幾鞠育之義存焉東平董汲及之序

總論

論曰夫生民之道自微而著由小而大此物理灼然不待經史證據可知然小兒氣稟微弱故小品方云

人生六歲已上爲小兒六歲已下經不全載所以乳下嬰兒有疾難治者皆無[爲]所依據至如小兒斑疹壹候不惟脈理難辨而治療最比他病尤重始覺證與傷寒陰癎相近通都輔郡名醫輩出則猶能辨其一二遠地左邑執病不精失於詳審投藥妄暴加之小兒藏府嬌嫩易爲傷動斑疹未出往往疑爲傷風即以麻黃等藥重發其汗遂使表虛裏實若爲陰癎治之便用溫驚藥品則熱勢愈盛直至三四日證候已定方得以斑瘡藥治之則所失多矣大率世俗醫者斑疹欲出多以熱藥發之遂使胃中熱極其初作時

卽斑疹見於皮下其已出者變黑色而內陷旣見不快尤用熱藥薰蒸其疾斑疹得熱則出愈難轉生熱證大小便不通更以巴豆取積藥下之則使兒藏府內虛熱又不除邪氣益深變爲喘滿便血或爲疱癰身體裂破遂使百年之壽一旦爲俗醫所誤者可不痛哉大抵斑疹之候始覺多欬嗽身體溫壯面色與四肢俱赤頭痛腰疼眼睛黃色多睡中瘛瘲手足厥耳尖及尻冷小便赤大便祕三部脈洪數絕大不定是其候也其乳下兒可兼令乳母服藥其證候未全或未明者但可與升麻散解之其已明者卽可用大

翳

黃青黛等涼藥下之次即與白虎湯如秋冬及春寒未用白虎湯之時但加棗煎服不必拘於常法仲景云四月後天氣大熱即可服白虎湯特言其梗槩耳大率疹疱未出即可下已出即不可下出足即宜利大小便其已出未快者可與紫草散救生散玳瑁散之類其重者以牛李膏散之或毒攻咽喉者可與少紫雪及如聖湯無不效也其餘熱不解身熱煩渴及病疹兒母俱可與甘露飲或便血者以牛黃散治之兼宜常平肝藏解其敗熱慮熱毒攻肝即衝於目內生障翳不遇醫治瞳人遂損尤宜慎之然已出未平

切忌見雜人恐勞力之人及狐臭薰觸故也未愈不可當風即成瘡痂如膿疱出可燒黑毋糞灰隨瘡貼之則速愈而無瘢也及左右不可闕胡荽蓋能禦汗氣辟惡氣故也如兒能食物可時與少葡萄蓋能利小便及取如穗出快之義也小兒斑疹本以胎中積熱及將養溫厚偶胃中熱故乘時而作外臺方云胃爛即發斑微者赤斑出極者黑斑出赤斑出五死一生黑斑出十死一生其府熱即爲疹蓋熱淺也藏熱即爲疱蓋熱深也故證色論云大者屬陰小者屬陽汲總角而來以多病之故因而業醫近年累出諸處治

病當壬申歲冬無大雪天氣盛溫逮春初見小兒多病斑疹醫者頗如前說如投以白虎湯之類即竊笑云白虎湯本治大人蓋不知孫眞人所論大人小兒爲治不殊但用藥劑有多少爲異耳則是未知用藥之法故多失誤今博選諸家及親經用有效者方備錄爲書

藥方

升麻散　治疹皰未出疑貳之間身熱與傷寒溫疫相似及瘡子已出發熱竝可服之方

升麻　芍藥　葛根剉炒　甘草炙各一兩

右爲細末每二歲兒服二錢水一盞煎至五分去滓溫服不以時日三夜一服

白虎湯　治痘疱麩疹斑瘡赤黑出不快及疹毒餘熱并溫熱病中暑氣煩躁熱渴方

石膏四兩　知母壹兩半剉　甘草炙三兩

人參半兩

右爲細末每服二錢水一盞入粳米二十粒同煎至七分去滓溫服不以時小兒減半服春冬秋寒有證亦服但加棗煎并乳母亦令服之

紫草散閻氏名四聖散　治伏熱在胃經暴發痘疱瘡疹一

切惡候出不快小便赤澀心腹脹滿方

紫草（去苗 壹兩） 甘草（生用） 木通（去根節 剉）

枳殼（去穰 麩炒） 黃芪（炙剉 各半兩）

右爲細末每服二錢水一盞煎至八分去滓溫服無時　閻氏治瘡疹出不快及倒攧四聖散即此方也然既名四聖散何以有五味疑黃芪當注云虛者加入

附錢氏紫草散發斑疹

鈎藤鈎子　紫草茸（各等分）

右爲細末每服一匙或五分一錢溫酒調下無時

又附閻氏方藍根散　治瘡疹出不快及倒擫

板藍根壹兩　甘草三錢剉

右爲細末每服半錢或一錢取雄雞冠血三兩點同溫酒少許食後同調下二方無證勿服

抱龍圓　治一切風熱中暑驚悸瘡疹欲出多睡欬嗽涎盛面赤手足冷發溫壯睡中驚搐搦不寧脈洪數頭痛嘔吐小便赤黃方

天南星剉開裏白者生爲末臘月內取黃牛膽汁和爲劑卻入膽內陰乾再爲末半斤

天竺黃二兩別研　朱砂二錢水飛研　雄黃半兩水飛研

麝香當門子壹錢別研　牛黃壹字別研

右同研極細(末)甘草水和圓芡實大窨乾每歲兒竹葉或薄荷湯化下壹圓不拘時候一方不用牛黃

救生散　治瘡疹膿疱惡候危困陷下黑色方

豮豬血　臘月內以新瓦罐子盛桂於屋東山陰乾取末壹兩

馬牙硝　壹兩研　鵬砂　研　朱砂　研水飛

牛黃　研　龍腦　研　麝香　各壹錢別研

右研極細每二歲兒取壹錢新汲水調下大便下惡物瘡疱紅色爲度不過再服神驗無比

牛李膏　錢氏云一名必勝膏　治瘡疹痘疱惡候見於皮膚下不出或出而不長及黑紫內陷服之即順救危急候

一名烏罡子一名楮李子一名牛諸子一名鼠李子一名禾鐮子

牛李子一名[illegible]

愚小年病此危惡殆極父母已不忍視遇今太醫丞錢公乙下此藥得安因懇求眞法然此方得於世甚久惟於收時不知早晚故無全效今并收時載之學者宜依此方一名烏罡子云云好生道旁田畔過秋結實成穗垂葉間味甘可食色黑多汁

牛李子[illegible]九月后採取研細絹濾汁不以多少於銀石器中熬成膏可圓每膏貳兩好麝香半錢細研和入

右每二歲兒服壹圓如桐子大漿水煎杏膠湯化下如瘡疱紫黑内陷者不過再服當下惡血及魚子相似其已黑陷於皮下者即紅大而出神驗

玳瑁散　治瘡疹熱毒内攻紫黑色出不快方

口齒二　　二十一

生玳瑁甲水磨濃汁壹合豶豬心壹圓從中取血壹皂子大同研

右以紫草嫩茸濃汁煎湯調都作壹服

利毒圓　治瘡疹欲出前胃熱發溫壯氣麤腹滿大小便赤澁睡中煩渴口舌乾手足微冷多睡時嗽涎實脉沈大滑數便宜服之方

大黃半兩　黃芩去心　青黛各壹錢

膩粉炒壹錢　檳榔　生牽牛取末各壹錢五分

大青壹錢　龍腦研　朱砂研飛各五分

右杵研爲細末麪糊爲圓如黃米大每二歲兒服八圓生薑蜜水下不動再服量兒大小虛實加減

如聖湯 治咽喉一切疼痛及瘡疹毒攻咽喉腫痛有瘡不能下乳食方

桔梗剉 甘草生用 惡實微炒各壹兩

麥門冬去心半兩

右爲細末每二歲兒服壹錢沸湯點時時呷服不以時

甘露飲 解胃熱及瘡疹已發餘熱溫壯齦齒宣腫牙痛不能嚼物飢而不欲食煩熱身面黃及病瘡疱乳母俱可服之方

生乾地黃切焙 熟乾地黃切焙 天門冬去心

麥門冬去心　枇杷葉去毛　黃芩去心
石斛去根苗剉　甘草炙剉　枳殼去穰麩炒
山茵陳葉去土各壹兩

右為散每服二錢水壹盞煎至七分去滓溫服不
以時候量力與服

蘇恭神仙紫雪　治大人小兒一切熱毒胃熱發斑消痘
疱麩疹及傷寒熱入胃發斑并小兒驚癇涎厥走馬
急疳熱疳疳黃疳瘦喉痺腫痛及瘡疹毒攻咽喉水
漿不下方

黃金百兩　寒水石三斤　石膏三斤　磁石三斤

滑石三斤　犀角屑五兩　羚羊角屑五兩　玄參壹斤
沉香五兩　青木香五兩　丁子香壹兩　甘草八兩
升麻一升皆㕮咀
右以水五斗煑金至三斗去金不用入諸藥再煎至壹斗濾去滓投消石四升芒消亦可用朴消精者十斤投汁中微火煎以柳木篦攪勿停手候欲凝入木盆中更下研朱砂眞麝香各三兩急攪勻候冷貯於密器中勿令見風每服壹錢溫水化下小兒半錢一字咽喉危急病捻少許乾嚥之立效
附藥味分兩悉照外臺祕要蘇恭紫雪方更正

調肝散　服肝藏邪熱解散斑疹餘毒服之瘡疹不入眼目方

犀角屑壹分　草龍膽半錢　黃芪半兩剉炙

大黃壹分炒過　桑白皮壹分炙　鉤藤鉤子壹分

麻黃壹分去根節　石膏別研　栝蔞實各半兩去穰皮

甘草壹分炙

右爲散每服二錢水一盞煎至五分去滓溫服量兒大小加減不以時候

護目膏　治瘡疹出後即須愛護面目令勿沾染欲用胡荽酒噴時先以此藥塗面上然後方可以胡荽

酒噴四肢大人小兒有此恙宜用之方

黃蘗壹兩去皮剉　萊豆壹兩半揀淨　甘草四兩生剉

右爲細末以生油調爲膏從耳前眼眶竝厚塗目三五遍上塗面後可用胡荽酒微噴勿噴面也早用此方塗面即面上不生瘮痘如用此方塗遲縱出亦少

胡荽酒　治斑痘麻瘮欲令速出宜用此方

胡荽四兩

右細切以酒二大盞煎令沸沃胡荽便以物合定不令氣出候冷去滓微微從頂已下噴背及兩脚

二十四

胸腹令徧勿噴頭面仍將滓焙乾紅絹袋子盛縫合令乳母及兒佩帶餘酒與乳母飲之

牛黃散 治瘡疹陽毒入胃便血日夜無節度腹痛啼哭方

川鬱金壹兩　西牛黃壹錢

右研爲末每二歲兒服半錢以漿水半盞煎至三分和滓温服大小以此增減之

蛇蛻散 治斑疹入眼翳膜侵睛成珠子方

馬屁勃壹兩　皁莢子二七箇　蛇退皮全者壹條

右入小罐子內鹽泥固濟燒不得出煙存性研爲

蔴

細末溫水（閻氏用溫酒）調下一錢食後服

真珠散 治斑疱瘡疹入眼疼痛翳膜眼赤羞明方

栝蔞根壹兩 蛇退皮（四錢壹條全炙）

右為末用羊子肝壹枚批開去筋膜摻入藥二錢用蔴縷纏定以米泔內煮熟任意與喫如少小未能喫羊肝以熟羊肝研和為圓如黃米大以生米泔下十圓乳頭上與亦可日三服（兒小未能食肝與乳母食之佳）

附閻氏方

蟬殼末

右用水煎羊子肝湯調服一二錢

凡痘瘡才欲著痂即用酥或面油不住潤之可揭即揭去若不潤及遲揭瘡痂硬即隱成瘢痕終身受累 附

凡小兒實熱疎轉後如無虛證不可妄溫補熱必隨生 附

後序

余平生刻意方藥察脉按證雖有定法而探源應變自謂妙出意表蓋脉難以消息求證不可言語取者襁褓之嬰孩提之童尤甚焉故專一爲業垂四十年因緣遭遇供奉禁掖累有薄效誤被

恩寵然小兒之疾陰陽癎爲最大而醫所覃思經有備論至於斑疹之候蔑然危惡反驚搐傷寒二癎大同而用藥甚異投劑小差悖謬難整而醫者恬不爲慮比得告歸里中廣川及之出方一秩示予予開卷而驚歎曰是予平昔之所究心者而子乃不言傳而得之予深嘉及之少年藝術之精而又愜素所願以授人者於是輒書卷尾焉時

元祐癸酉八年十月丙申日翰林醫官太醫丞賜紫金魚袋錢乙題

董氏小兒斑疹備急方論　全

另手筆頁寫起

朱氏翼中類證活人書

此一卷論小兒瘡疹瘡疹與傷寒相類頭疼身熱足冷脈數疑似之間只與升麻湯緣升麻湯解肌兼治瘡子已發未發皆可服但不可疎轉此爲大戒傷寒身熱固不可下瘡疹發熱在表尤不可轉世人不學乃云初覺以藥利之宣其毒也誤矣又云瘡豆已出不可疎轉出得已定或膿血大盛卻用疎利亦非也大抵瘡疹首尾皆不可下小兒身熱耳冷尻冷欬嗽輒用利藥即毒氣入裏殺人但與化毒湯紫草木通湯鼠粘子湯出得大盛即用

犀角地黄湯解之若瘡豆出不快煩躁不得眠者水解散麻黄黄芩湯升麻黄芩湯活血散主之黑瘡倒靨豬尾膏無比散龍腦膏子無不驗也若熱毒攻咽喉痛如聖湯瘡豆入眼決明散撥雲散蜜蒙花散通聖散蛤粉散主之治瘡疹法無出此矣

升麻湯治傷寒中風頭痛增寒壯熱支體痛發熱畏寒鼻乾不得睡兼治小兒大人瘡疹已發未發皆可服兼治寒暄不時人多疾疫乍暖脫著及暴熱之次忽變陰寒身體疼痛頭重如石者

升麻　白芍藥　甘草炙　乾葛各等分

右剉如麻豆大每服五錢以水一盞半煎至八分去滓溫服若大段寒即熱服若熱即溫服瘡疹亦准此服藥已身涼止藥小兒量度多少服如老兒喫去芍藥加柴胡一兩人參半兩雪白芍藥一分

犀角地黃湯治傷寒及溫病應發汗而不發汗內有瘀血者及鼻衄吐血不盡內有餘瘀血面黃大便黑者此方主消化瘀血兼治瘡疹出得太盛以此解之

芍藥三分　生地黃半斤　牡丹皮壹兩去心

犀角壹兩屑如無以升麻代之

右剉如麻豆大每服五錢匕水一盞半煎取一盞

有熱如狂者加黄芩二兩其人脈大來遲腹不滿

自言滿者爲無熱更不用黄芩也

麻黄黄芩湯治小兒傷寒無汗頭疼發熱惡寒兼治

天行熱氣生豌豆瘡不快益煩躁昏憒或出尚身疼

熱者

麻黄去節壹兩　黄芩　赤芍藥各半兩

甘草炙　桂枝去皮各壹分

右擣羅爲細末每服二錢滚水調下日三服

升麻黄芩湯治小兒傷風有汗頭疼發熱惡寒若時

行瘡豆出不快煩躁不眠者加木香一錢五分

二十八

升麻　葛根　黃芩　芍藥各三錢

甘草炙壹錢半

右剉如麻豆大每服二錢以水一中盞煎至六分

去滓温服

化毒湯治小兒瘡豆已出未出竝皆服之

紫草嫩者　升麻　甘草炙各半兩

右剉如麻豆大以水二盞糯米五十粒煎至一盞

去滓温服

德按劉氏幼幼新書加木通二錢五分名曰奪

命散此瘡疹之祖方也

紫草木通湯治小兒瘡疹

紫草去蘆　木通　人參　茯苓去皮

糯米各等分　甘草半之

右剉如麻豆大每服四錢匕以水一盞半煎至一盞去滓溫服

鼠黏子湯治疹豆欲出未能得透皮膚熱氣攻咽喉眼赤心煩者

鼠黏子四兩炒香　甘草壹兩　防風半兩

荊芥穗二兩

右搗羅爲末每服二錢沸湯點服食後臨臥逐日

三服大利咽膈化痰涎止嗽若春冬間常服免生瘡癬老幼皆宜服

水解散治天行頭痛壯熱一二日兼治疱瘡未出煩躁或出尚身體發熱

大黃　黃芩　桂心　甘草炙

芍藥各二兩　麻黃四兩去節湯泡焙

右擣羅爲末患者以生熟湯浴訖以煖水調下二錢相次二服得汗利便差強實人服二方寸匕此調風實之人三伏中宜用若去大黃卽春夏通用

活血散治瘡子或出不快

用白芍藥末壹錢酒調如欲止痛用温熟水調下

豬尾膏治瘡子倒厭黑陷

用小豬兒尾尖刺血三兩點入生龍腦少許同研新水調下立效惟實熱證方可用此

無比散治瘡疹惡候不快及黑瘡子應一切惡候

牛黃　麝香　龍腦　膩粉各壹分研細

朱砂壹兩先研如粉

右爲極細粉小兒一字大人五分水銀少許同小豬豬尾上血三兩滴新汲水少許同調服先安穩得睡然後取轉下如爛魚腸蒲桃穗之類涎臭惡

三十

物

物便安小兒用妳乳汁滴尤妙

龍腦膏子治時疾發豌豆瘡及赤瘡子未透心煩狂躁氣喘妄語或見鬼神或已發而陷伏皆宜速治不爾毒入藏必死

生龍腦壹錢

右細研旋滴豬心血和丸芡實大每服一丸心煩狂躁者用紫草湯化下若瘡子陷伏者用溫酒化下少時心神便定得睡瘡疹發透依常將息也

附閻氏方　治伏熱在心昏瞀不省或誤服熱藥搐熱冒昧不知人及瘡疹倒𢱢黑陷生梅花腦子研

半字或一字取新殺豬心壹箇取心中血同研作大圓用新汲水少許化下未省再服如瘡疹陷伏者溫酒化下

如聖湯治小兒瘡疹毒攻咽喉腫痛

桔梗壹兩　牛蒡子炒壹兩　生甘草壹兩

麥門冬去心半兩

右爲細末每服二錢沸湯點細細呷服入竹葉煎服尤妙

決明散治疹痘瘡入眼

決明子壹分　瓜蔞根半分　赤芍藥壹分

奪命
補抄

甘草炙壹分

右檮羅爲末每服半錢蜜水調下日進三服

撥雲散治疹痘瘡入眼及生翳

桑螵蛸眞者壹兩炙令焦細研

右檮羅爲細末入麝香少許

車前子各半錢

右爲細末用羊肝一片破開作三片摻藥令勻卻合作一片以溼紙七重裹煻灰火中煨熟空心食

通聖散治疹痘瘡入眼及生翳

白菊花壹兩如無以甘菊花代之

菉豆皮

穀精草去根各壹兩

右搗羅爲末每服用一大錢乾柿一個生粟米泔一盞共一處煎候米泔盡只將乾柿去核喫之不拘時候一日可喫三枚日淺者五七日可效遠者半月餘矣

蛤粉散治小兒瘡子入眼

穀精草　蛤粉各等分

右爲末每服一錢匕豬肝二兩許批開摻藥卷了青竹葉裹麻縷纏定水一碗煑令熟入收口瓷缾內薰眼候温取食日作不過十日退

另手卅頁正面寫起

白抄先生

許[illegible]論小兒病脈

凡候小兒脈、當以大指按三部、一息六七至爲平和、十至爲發熱、五至爲內寒、（一作脹）脈緊爲風癇、沈緩爲傷食、促急爲虛驚、弦急爲氣不和、沈細爲冷、浮爲風、大小不勻爲惡候、爲鬼祟、浮大數爲風、爲熱、伏結爲物聚、單細爲疳勞、腹痛多喘、嘔而脈洪者、爲有蟲、沈（一作浮）而遲、潮熱者、胃寒也、溫之則愈、予嘗作歌以記之、歌曰、小兒脈緊風癇候、沈緩傷食多吐嘔、弦急因知氣不和、急促虛驚神不守、冷則沈細風則浮、牢實大便應祕久、腹痛之候緊而弦、脈亂不治安可

食

救、變蒸之時脈必變、不治自然無過謬、單細疳勞洪有蟲大小不匀爲惡候、脈沉浮一作而遲有潮熱、此必胃寒來內寇、作內作一瀉利浮大不可醫、仔細斟量宜審究凡嬰兒未可脈者、俗醫多看虎口中紋顏色與四肢、冷熱驗之、亦有可取、予又以二歌記之、虎口色歌曰、紫熱紅傷寒、青驚白色疳、黑時因中惡、黃即困脾端、冷熱證歌曰、鼻冷定知是瘡疹、痘一作症耳冷應知風熱證、通身皆熱是傷寒、上熱下冷傷食病、若能以色脈參伍驗之、所得亦過半矣、

郭氏白雲先生論治痘疹三不宜

三十三

紓

右編述古上
另行低
二格書

凡盛出之際宜解肌以托其出不宜汗汗則氣弱而陷宜和裏以紓其壅不宜下下則毒反入內宜化毒以濟其陰不宜涼折涼折則毒閉不出此通弊也學者不可不知

王海藏論痘疹出不快

身後出不快者足太陽經也用荊芥甘草湯防風湯身前出不快者手陽明經也用升麻葛根湯四肢出不快者足陽明經也用防風芍藥甘草湯此皆解毒升發之劑也不可不知

右編述古上

壽治疹痧述古編卷之第二終

壽治疹痧述古編卷之第二

專治痧疹編述卷之三

歸安吉凌　德蟄菴輯編　男　永昌

胞兄奐曉五鑒定　孫男　文壽校字

繆氏仲醇曰

繆氏廣筆記幼科

痧疹論并治法

痧疹者手太陰肺足陽明胃二經之火熱發而爲病者也小兒居多大人亦時有之殆時氣瘟疫之類歟其證類多欬嗽多嚏眼中多淚多泄瀉多痰多熱多渴多煩悶甚則躁亂咽痛脣焦神昏是其候也治法當以清涼發散爲主藥用辛寒甘寒苦寒以升發之

惟忌酸收最宜辛散誤施溫補禍不旋踵辛散如荊芥穗乾葛西河柳石膏麻黃鼠黏子清涼如玄參栝蔞根薄荷竹葉青黛甘寒如麥門冬生甘草蔗漿苦寒如黃芩黃連黃蘗貝母連翹皆應用之藥也量證輕重制劑大小中病則已毋太過焉

痧疹續論

痧疹乃肺胃熱邪所致初發時必欬嗽宜清熱透毒不得止嗽疹後欬嗽但用貝母栝蔞根甘草麥門冬苦桔梗玄參薄荷以清餘熱消痰壅則自愈愼勿用五味子等收斂之劑若多喘喘者熱邪壅於肺故也

慎勿用定喘藥惟應大劑竹葉石膏湯加西河柳兩
許玄參薄荷各二錢如冬天寒甚痧毒爲寒氣鬱於
內不得透出者加蜜酒炒麻黃一劑立止凡熱勢甚
者可用白虎湯加西河柳忌用升麻服之必喘若多
泄瀉慎勿止瀉惟用黃連升麻乾葛甘草則瀉自止
痧家不忌瀉瀉則陽明之邪熱得解是亦表裏分消
之義也倘痧後泄瀉及便膿血皆由熱邪內陷故也
大忌止澀惟宜升散仍用升麻乾葛白芍甘草黃連
稨豆花便膿血則加滑石末必自愈其或痧後生瘡
不已餘熱未盡故也宜用金銀花連翹荊芥穗玄參

二 女

甘草黃連木通濃煎飲之良

痧疹不宜依證施治惟當治本本者手太陰足陽明二經之邪熱也解其邪熱則諸證自退矣

乙 治痧疹發不出喘嗽煩悶躁亂狂越

西河柳葉風乾爲細末水調四錢頓服立定此神秘方也

の又方　仲淳立

蟬蛻壹錢　鼠黏子炒研壹錢五分　荊芥穗壹錢　玄參二錢　生甘草壹錢　麥冬去心二錢五分　乾葛壹錢五分　薄荷葉壹錢　知母[illegible]壹錢　西河柳五錢　竹葉三十片　甚者加石膏五錢　冬米壹撮

汪氏雙池曰赤檉柳一名西河柳枝葉似柏實柳類也生水澤菊天將雨則木有雲氣上蒸故又名雨師性味甘

三

又方加黄芩黄連黄蘗等治之

冬月痧疹因寒不得發透喘渴悶亂煩躁不定用麻黄去節湯泡過以蜜酒拌炒加壹錢或七八分於治痧藥中一服立透藥用乾葛麥冬貝母前胡荊芥穗玄參西河柳甘草知母一服而痧疹立透

繆氏本草經疏

赤檉木（一名西河柳又名觀音柳三眠柳）味甘微鹹氣溫無毒近世有以治痧疹熱毒不能出用爲發散之神藥經曰少陰所至爲瘍疹正劉守眞所謂諸痛癢瘡瘍皆屬心火之旨也蓋熱毒熾於肺胃則發斑疹於肌肉間以

辛鹹寒能瀉肺熱散瘀血挹潤澤之氣以上行而宣毒去樹鬱麻證用之最良

另行本頁寫起

肺主皮毛胃主肌肉也此藥正入肺胃心三經三經毒解則邪透肌膚而内熱自消此皆開發升散甘鹹微溫之功用也

主治　同石膏知母薄荷荊芥穗玄參牛蒡子麥冬竹葉連翹黄芩甘草之類屬治斑疹發不出或雖發不透如熱甚毒熾舌生芒刺大渴譫語斑色紫黑者加入三黄石膏湯内大效　單用及兼各藥並主痧疹首尾諸證　汪氏雙池曰云云列入

聶氏活幼心法

聶氏久吾曰麻疹形如麻痘疹形如豆皆象其形而名

之也麻痘俱胎毒而痘出五藏藏屬陰陰主閉藏其毒深而難散麻出六府府屬陽陽主發洩其毒淺而易散藏陰多虛寒故痘可溫補府陽多實熱故麻宜解散然麻雖屬府而其熱毒之氣上蒸於肺肺主皮毛實受其毒是以發熱之初雖似傷寒而肺家見證獨多欬嗽噴嚏鼻流清涕眼泡腫眼淚汪汪面腫腮赤是也治之之法惟在宣發其毒以盡出之於外雖紅腫之甚狀如漆瘡亦不足慮以其既發於外。即可免乎內攻。不若痘家之必顧其收結也此證若調治得法十可十全而調治失宜則殺人易如反掌蓋麻疹有所大忌病家犯其所忌則至於殺人醫家犯其所忌亦至於殺人也其所忌不同同忌閉塞其毒不得發洩也今先標四大忌於前令人勿犯然後製方於後

一忌葷腥生冷風寒

出麻疹時大忌食葷腥食生冷冒犯風寒皆能使皮膚閉塞毒氣抑鬱而內攻也

一忌驟用寒涼

初發熱時最忌驟用寒涼以冰毒使毒邪抑遏不得出則成內攻之患而昔人謂天氣暄熱宜用辛

涼發之如黃連解毒湯之類不知天時暑熱之氣豈寒涼之藥所能解今驟用寒涼恐不足以解外熱而適足以阻內熱使不得出也曾見有一宦家艱子息得一男甫一歲出麻發熱麻未見形而發搐醫誤認爲急驚而用涼藥攻之遂令麻毒隱隱在皮下不出後醫以滋陰爲主而用四物等藥亦不能救煩悶聲啞至旬日而死此可以知涼藥冰毒之害矣今因天熱而驟用寒涼豈理也哉

一忌多用辛熱

初發熱時最忌多用辛熱以助毒如桂枝麻黃羌

誤

活之類能使毒壅蔽而不得出亦致内攻之患而昔人謂天氣大寒宜用辛熱如桂枝湯之類發之不知天氣大寒只宜置之燠室謹避風寒可也且天氣雖寒而人身之熱毒未必減也而多用辛熱豈理也哉

一忌誤用補澀

痲出之時多有自利不止者其毒亦因利而散殊無妨害如泄利過甚則以加味四苓散與之切忌用參朮訶蔻補澀之藥重則令腹脹喘滿而不可救輕則變爲休息痢纏綿不已也戒之戒之

加味四苓散

木豬苓　木通各八分　澤瀉　赤茯苓各七分

車前子略炒　川黃連　黃芩俱炒乾　牛蒡子揀淨炒香研碎各五分　燈心一團同煎食前服

初發熱欲出未出時宜用

宣毒發表湯

升麻　白粉葛各八分　防風去蘆　桔梗各五分

荊芥穗　薄荷　甘草各三分　牛蒡子炒香研細

連翹去心蒂研碎　前胡　枳殼麩炒　木通

淡竹葉各六分　天氣大熱加黃芩炒八分　大寒

加麻黃八分炙

痲已出而紅腫太甚宜用

化毒清表湯

牛蒡子炒香研碎　連翹　天花粉　地骨皮

川黃連　黃芩　山梔炒　知母　乾葛

元參各八分　桔梗　前胡　木通各六分

甘草　薄荷　防風各三分　口渴加麥冬去心一錢

白石膏煅研三錢　大便濇加酒炒大黃一錢二分

有毒氣流注而成痢者宜用

清熱導滯湯

川連　條芩　白芍　炒枳殼　山查肉各壹錢

厚朴去皮薑汁炒　青皮　檳榔各六分　當歸

甘草　牛蒡子　連翹各五分　紅多者加紅花

三分　地榆炭五分　祕濇甚者加酒炒大黄一錢二分

紙撚照法

用學書竹紙或燒錢草紙烘乾作撚子如小指大蘸清油於燈上往來薰熾令紙條無泡不瀑咤又飽蘸油略薰熾令油無泡即點撚子將患者房內窻門閉令黑暗看其左顴有何色點右顴有何色點中庭有何色點觀兩顴宜以撚子在兩耳邊及鼻邊平照觀

婦房新
遠腋瘡

中庭宜以撚子在兩目角邊平照看其皮中麻麻可指是赤是紫是點是塊曉然明白若是麻疹則浮於皮外肉內無根若是痘瘡根在肉內極深若以撚子當顴及中庭正照則黯而不見撚子有灰卽掐去令光明朗如此照之病情在內者可以預見若以天日之光觀之亦不見矣

麻疹避忌 附

避穢氣

婦女月經氣　房幃淫液氣　新產血污氣

遠行勞汗氣　瘡毒膿臭（腥）氣　腋下狐騷氣

酒衣誤
吹牛芸
蔟硫煤
煎韭溝

醉酒口臭氣　誤燒毛骨氣　吹滅燈燭氣
蔟火蚊烟氣　煤炭焦烘氣　煎燭油熱氣
硫黃火油氣　芸香燥烈氣　蒜韭薰氣
溝蔯穢濁氣　牛油羊臊氣　衣褲汗酸氣
新屋油漆灰土氣　空房潮溼霉蒸氣

守禁忌

睡中勿高聲叫喚　禁生人往來　忌厲色呼喊　勿對梳頭　勿對搔癢　勿使尼僧師巫凶服進房　勿對歌哭怒罵飲酒食肉　勿言語驚荒　勿翻牀掃地　勿於臥榻前列便壺馬桶　禁止鬨鬧鑼鼓花爆雞犬惡聲

以上諸避忌謹之則重可變輕不謹則輕變重重變危矣

入後許氏

另頁起寫

翁氏仲仁曰

翁氏痘疹金鏡錄許宣治注釋

麻疹附餘

夫麻疹之與痘瘡始似而終殊原同而證異痘瘡發於五藏麻疹出於六府然麻疹一證先動陽分而後歸於陰經故標屬陰而本屬陽其熱也氣與血分相搏故血多虛耗其治也先發散行氣而後滋陰補血凡動氣燥悍之藥皆不可用也許注所以要養陰

一發熱之初憎寒壯熱鼻流清涕身體疼痛嘔吐泄瀉欬嗽氣急腮紅眼倦多是麻候宜服升麻葛根湯表之得汗則皮膚通暢腠理開豁而麻疹易出也於

發散藥中加葱白生薑使孔竅中微汗潤澤免熱閉

發搐之證

一發熱欬嗽之時既明麻疹有出不快者用麻黃湯羌活湯消毒飲發散解毒之劑外以芫荽酒糟蒸熱擦之自頭上至足爲齊頭面愈多者爲佳

凡看麻疹之法多於耳後項上腰眼先見其頂尖而不長其形小而勻淨既出之時如色紫紅乾燥暗晦乃火盛毒熾宜用六一散解之四物湯換生地加柴胡黃芩乾葛紅花牛蒡子連翹之類滋陰涼血而熱自除所謂養陰退陽之義也如麻疹出後見風沒早

未清爽者宜消毒飲加發散之藥雖不復出亦尋愈矣有麻出三日不沒者乃內有實熱宜四物湯加清利之藥則熱自解而麻自消矣

一麻後瀉痢者乃積熱移於大腸宜四苓散加木通芩連白芍藥或香連丸之類

麻後痰嗽不止四物合二陳加瓜蔞桔梗渴加五味子麥冬枳殼喘加蘇子桑皮火尅金者不必降氣

麻後牙疳紅腫者清胃湯合甘桔湯加牛蒡荊芥玄參便閉者急下之胃爛者不治之證也德按清胃湯用升麻當歸黃連丹皮生地

一孕婦出麻以四物湯加白朮條芩艾葉砂仁以安

亦

胎清熱爲主則胎不動而麻自愈矣（麻證多熱砂仁艾葉恐非所宜）

麻疹正出之時不進飲食者但得麻色淡紅潤澤亦無害也乃熱毒未解内蘊實熱故不食耳麻退不食者用四物湯加神麴砂仁一二貼自然能食矣（麻退不食肺胃有熱者多温燥之劑未可概施）

凡出麻疹之時大忌葷腥生冷宜避風寒水溼茍有不謹最爲深患戒之愼之

麻疹辨疑賦

麻雖胎毒多帶時行氣候暄熱傳染而成其發也與痘相類其變也比痘匪輕先起於陽後歸於陰毒盛

於脾熱流於心臟腑之傷肺則尤甚始終之變腎則無證初則發熱有類傷寒眼胞困倦而難起鼻流清涕而不乾欬嗽少食煩渴難安斜目視之隱隱皮膚之下以手摸之磊磊肌肉之間其形若疥其色若丹出見三日漸沒爲安隨出隨沒喘急防端根窠若腫兮疹而兼癮皮膚加赤兮疹尤夾斑似錦而明兮不藥而愈如煤而黑兮百無一痊麻疹既出調理甚難坐臥欲暖飲食宜淡欬唾涎沫不禁酸鹹忽生喘急肺受風寒心脾火灼口舌生瘡肺胃蘊熱津液常乾有此變證治法不同微汗毒解熱勢少出二便清調

止

氣行無壅腠理拂鬱兮即當發散腸胃祕結兮急與疏通鼻衄者不必憂治邪從衄解自利者不必遽止毒以利鬆麻後多利兮熱毒移於大腸欬嗽喉痛兮痰氣滯於心胸口渴心煩法在生津養液飲食減少治宜調胃和中餘證無常臨時變通此則麻之大旨妙用存乎一心

麻疹輕重不治要訣

或熱或退五六日而後出者輕　淡紅滋潤頭面勻淨而多者輕　發透三日而漸沒者輕

頭面不出者重　紅紫暗燥者重　咽喉腫痛不食

者重　冒風沒早者重　移熱大腸變痢者重
黑暗乾枯一出即沒者不治　鼻扇口張目無神者
不治　鼻青糞黑者不治　氣喘心前吸者不治
麻後牙疳臭爛者不治

許氏橡村曰麻之爲患與痘竝重然一時出者其形證大略相似故治者每嚴於痘而略於麻不知痘之境寬雖極險惡猶可從容圖治麻之境促變生頃刻多有不及救者故不可不預爲之防也預防之法在病家坐臥欲暖飲食宜淡二語盡之在醫家慎發表三字盡之矣所謂慎發表者其一體實

湯之

之兒火毒盛甚發之太過熱擁於上多有氣粗喘閉者醫家見其喘閉復以表藥繼之熱不能降甚致焚爍而死抑思古人立方升麻葛根之湯用芍藥所以和陰也麻黃石膏湯發中有降也其一體虛之兒出每遲滯小經發散元氣已浮醫者謂出未透更重發之麻雖出而眞陽之氣盡拔無陰以攝致有頂成喘脫者予用六味地黃湯加人參納氣歸元曾救一二嘗語同道凡見體弱之兒及顋開面白目無神者失母久乳者大病差後或瘧痢後者出雖遲緩卽當照顧元氣萬不可過行發表

至於大概出見及輕重不治等證守此數條眞屢試屢中之言除虛實二者外皆當字字遵之雖千狀萬變總不離此

另頁寫起
列入
翁氏痘疹
金鏡錄之后
驢

朱氏痘疹傳心錄　六醴齋醫書

疹　一名痧子又名痲子又名瘄子

朱氏濟川曰：夫疹亦胎毒也，比痘稍輕，然中有臟腑之分，發因時氣之擊。春溫、夏熱、秋涼、冬寒，此四時之正氣也。冬宜寒而反溫，則陽氣發洩太早，至春必發疹也。故經曰：冬居溫暖，春必痘疹。又曰：少陽客勝，則丹疹外發。證分虛實之異，治有補瀉之殊。然其證之發也，類於傷寒，寒熱頭疼，目泪汪汪，鼻流清涕，嘔吐泄瀉，喘嗽噴嚏，譫妄溺澀，飲食不進，煩躁悶亂，睡臥不寧。此因陽火攻擊，以致毒乘於脾，熱留於心而干於肺。蓋肺主皮毛，脾主肌肉，疹之出，賴二臟以行其毒，惟利於發得透徹，則毒盡出皮膚、內熱自清、則無患矣、所以疹之出、必欬嚏衄血、歐吐泄瀉也、若其初發、自頭面先見、而至足爲齊、頭面淡紅、愈多爲佳、其形若芥子細密、其色若桃花紅活、隱見二三番、三四日漸沒、人事安寧、飲食如常、二便清調、此其順也、若亢熱喘急、發不能出、或一出卽沒、或冒風沒早、或雖出而紫黑無神、或淡白乾枯、或身肢雖見、而頭面不出、及加喘脹、胸高肩息、狂言譫語、或口鼻出血、搦手搖頭、尋衣摸牀、飲食不進、噦惡便祕、口出屍氣、此皆不治、若喘嗽煩悶、睡臥不安、二便堅閉、飲食不進、疹雖出而紫滯、乃毒火熾盛、治宜清

火

解爲主、若痧雖透而色淡白、乾欬不續、減食便溏、精神疲倦、乃中氣不足、宜固中氣、而兼清肺爲主、一有正氣不足、不能逐邪外出、致毒伏於內、喘脹而死、俗名悶痧也、閒有風寒外襲、閉其腠理、或飲食停滯、而氣道窒塞、以致痧不易出、治宜疎利爲主、論曰、微汗而邪無蓄、便清而毒無壅、且如腸胃結而疎利弗緩、腠理窒而發散毋遲、衄血而邪從衄解、利下而毒以利鬆、咽喉腫痛、降火爲急、煩渴不已、解毒爲先、飲食減常、須救胃、語言譫妄、必清心、時令冷兮投辛熱、時令涼兮用辛溫、時令既溫、辛涼無阻、時方炎熱、辛寒

曰

可施、故曰必先歲氣、毋伐天和、○然而爲治之要、先宜解散爲主、解散則皮膚通暢、腠理開豁、則毒盡透解、則無餘邪之爲後患、若不知解散、或藥誤溫寒、或坐視犯禁、使邪不盡洩、留蓄於中、變證百出、或煩躁悶亂、瀉利失血、目赤口瘡、不食便秘、喉痛聲啞、喘嗽痰涎、疔癰瘡腫等證見矣、古人曰、治別虛實、法宜變通、所謂活潑潑地、是神術也、

一令人以疹爲輕、不能調護、乃爲風寒外束、及爲生冷內傷、鬱遏毒氣、而不得外達、欲出不出、或一出即沒、反毒內攻、噬臍何及、醫者亦以爲易治、孟浪用藥、

而不知禁、往往誤人、不爲己咎也、可痛可惜、

一疹之出、有中腑之正疹、有風寒發疹、有厲毒發疹、有內傷發疹、不可不辨、然中腑之正疹者、辛涼而發之、風寒發疹者、辛溫而汗之、厲毒發疹者、辛寒而清之、內傷發疹者、若平而利之也、

一凡疹之出、雖先以發散爲貴、若表實不易透、或風寒壅遏者、發解可也、若表虛自汗、疹毒易出、而妄投之、豈免虛虛之禍乎、臨疹當辨、虛實不同一治、

一凡出疹、首尾愼不可用燥悍之藥者、蓋疹從肺始、肺屬金而西兌勝燥之方、性勇悍而少柔、喜清潤而

液

畏燥烈、故曰痧要清涼、投清涼則升、用燥烈則瘀、倘不得已而用麻黃桑皮等、性燥之藥、必須蜜炒、再加性潤之藥佐之、以折其悍氣、則可矣、若誤用之、則金愈燥烈、譬猶滔天之焰、復添以油、豈有不燬之理哉、

一錢氏論痧、要清涼、以辛涼之藥發之、當矣、而昧者遂以清涼作寒涼看、始出便用芩連梔膏等、以涼其邪熱、眼見闤闠之中、痧兒殞歿相繼者多矣、蓋曰痧者、亦穢毒液之氣也、伏藏於人身之中、初無形臭、必待風寒時氣鼓擊而出、則汗解之宜也、辛散之宜也、其可以苦者堅之乎、寒者束之乎、經曰、邪氣盛則實、邪

既盛矣、非汗散何由而解、若以苦而堅其肌皮、以寒而束其毫竅、則欲出未出之痧邪、使之從何地而宣泄乎、乃致反戈内攻、喘脹悶亂而死者、多矣、間有受毒之輕、感邪之淺、或邪毒出於大半、其暴烈之勢稍衰者、亦從而侵蝕於喉舌、而爲疳、或留連於腸胃、而爲滯、延綿日久、使兒悴弱而斃者、亦多矣、凡用寒涼、但可施於君相之令、炎夏之時、痧盡出之後、亦當中病即止、若寒水之司、嚴寒之令、痧未出盡而投之、則火爲寒鬱、豈能發越乎、

附治驗

一小兒身熱喘嗽嘔吐不食、余謂疹症也、皆由風寒封閉腠理、故伏而不出、以麻黃葛根湯表之、得汗則皮膚通暢、疹透而症悉平矣、亦有表之無汗不透、或雖透即沒、反加喘脹、不治、

一兒身熱欬嗽、疹出隱隱、醫以疹藥發之、不見不沒、余謂癮疹也、由客受風寒鬱而不散、非若中腑之正疹也、以芎蘇散治之愈、

一女出疹、藥用寒涼、又食生梨一二、疹即隱沒、喘急胸滿、面青肢冷、眼合聲啞、昏暈、余謂毒爲寒鬱、反毒內攻而然也、以麻黃湯加葛根紫蘇甘草桔梗生薑

服之、外以被覆得汗而甦、疹復出、喘甚於前、余謂驟用麻黄燥烈之藥、致毒火盛而肺氣熱也、宜清潤之、以甘草桔梗牛蒡前胡杏仁元參知母天花粉黄芩麥門冬治之、喘息而愈、

一兒身熱喘急、腹脹、醫云内傷外感、治之不效、召余視其胸背、隱隱赤色、乃疹症也、以麻黄葛根湯表之、疹雖見頭面不出、即沒而死、

一兒身熱喘脹、人事不甦、口鼻出血、面色青白、乾枯余謂悶疹不治、

一兒身熱疹出、吐瀉、余謂初出疹而吐瀉者、乃陽火

得洩、吉兆也、以升麻葛根湯表之、疹盡透而愈、亦有
兼傷食吐利者、前方加消化之藥、
一兒身熱頭疼骨痛、傷寒症欬嗽氣急、疹症也嚔惡不食、
余謂傷寒而兼疹發、以百解散、十神解毒湯治之、症
平疹透愈、亦有症類如前、醫緩治之、疹雖透而色
紫黑、喘脹悶亂不治、
一兒疹半出、壯熱喘脹、煩躁悶亂、余謂疹不盡透、邪
毒內攻而然也、以麻黃甘草桔梗乾葛荊芥前胡枳
殼牛蒡治之、疹盡出、二三番、漸沒而愈、
一兒疹不易透、喘脹昏憒、余謂客冒風寒、致毒鬱而

不易出、以桂枝湯加麻黄葛根前胡服之、又以防風煎湯一盆置病人牀下熏之、厚衾汗出、疹毒盡透而愈、或以芫荽防風湯、浴洗頭面手足爲妙、又以苧蔴蘸芫荽酒、徧身戛之愈妙、

一兒汗出疹透、喘急不止、余謂邪氣壅盛、以炒黑麻黄杏仁甘草石膏治愈、

一兒疹出色紫、便祕溺赤、煩躁悶亂、余謂疹毒亢盛、以大柴胡湯利行三次、前症悉平愈、

一兒疹出彌盛、形如錦紋、而閒有頭粒、色赤壯熱煩躁、舌胎便祕、余謂斑疹並行、以調胃承氣湯利之、又

白虎湯合葛根湯治之愈、

一兒疹出紫色、喘嗽噦瀉不食、余謂疹毒亢盛、以解毒飲、挑痧法愈、

一兒疹盡出、客冒風寒没早、喘脹不治、亦有急用麻黄桂枝湯、而疹復見愈、

一兒元月發疹、身肢隱見不振、而頭面不出、面色青白、喘脹悶亂、右寸脈微、余謂正氣虛、不能逐邪上升於頭面、宜補益而助升發爲主、以麻黄桂枝湯、加人參二錢、水煎服、又以芫荽防風煎湯、浴洗頭面手足、疹透、症平而愈、

一兒痧出色紫、便祕溺赤、煩躁悶亂、余謂痧毒亢盛、以大柴胡湯愈、

一兒正出痧而恣食、停滯腹飽、便祕壯熱譫語、余謂食壅而毒不化、以大黃枳實厚朴瓜蔞仁甘草黃連利之、而尚喘嗽壯熱、脈遲肢冷、以附子理中湯、又歸芍六君子湯、治之愈、

一兒痧雖盡出、而喘脹便祕、壯熱譫語、余謂毒壅不盡出、以黃連枳實瓜蔞仁桑白皮地骨皮知母石膏人中黃治之愈、

一兒出痧、誤與酸醋、聞之、聲啞不清、竟爾終身痼疾、

發毒

二仁膏 杏仁 牛蒡子
候查

一君相司天之歲時行發疹、凡治以清涼發解之劑、無有不愈、若以燥悍藥發之、多有壞亂也、經曰必先歲氣毋伐天和、正此謂也、

德按每逢甲庚戊壬辰戌巳亥之年、少陽客氣所勝、多見時行發疹、治宜宣毒發表爲先、

一兒疹不易出、余以二仁膏服之、疹即盡出而愈、

一兒疹出腹飽、便祕、余謂內傷發疹、以承氣湯下之愈、

一兒疹出紫色、沒早、喘急不嗽、通闢不嚏、口張肩聳、胸高如龜、舌乾脣燥、搖頭搦手、面枯青白、余謂邪火

熾盛、而肺竅窒塞不通、不治也、故曰喘而欬嗽者可療、喘而不嗽者難醫、

一兒疹雖出、而咽喉嗆水、舌胎脣燥、余謂毒留心胃、以黃連解毒湯、加連翹牛蒡治之愈、

一兒疹出、身熱欬嗽不止、余謂餘毒乘金、以清金化毒湯愈、

一兒出疹汗出、喘甚、余謂仲景曰、喘而大熱者、內熱甚也、以麻黃杏仁石膏治之愈、

一兒夏月出疹、不易透、無汗而喘、以麻黃湯加知母石膏黃芩治之愈、

一兒夏月出疹、身熱頭疼、喘嗽無汗、余謂風寒纏閉、腠理、以升麻葛根湯、加羌活白芷荊芥桔梗前胡知母治之、汗出疹盡透、而但身熱、以香薷飲而合化斑湯愈、

一兒夏月出疹、熱甚煩渴、余謂疹兼暑毒、以香薷飲合葛根湯治之愈、

一兒痘後出疹、衆謂痘後正氣未復、以補兼升發之劑、喘急而爲悶疹、不治、

一男子身熱喘嗽、醫以退熱止嗽之劑、身涼喘甚而咽痛、余謂疹症、藥悞寒涼、毒爲寒鬱、而疹不出也、以

麻黃桂枝湯、加乾葛治之、冷汗微出、疹透而愈

一兒疹邪不盡、身熱喘嗽、聲瘖、余以甘桔牛蒡湯加蘇子前胡桑皮杏仁連翹治之愈。〇又一兒症亦如前、余以甘桔牛蒡湯、加杏仁知母元參前胡天花粉麥門冬淡竹葉治之愈、

一兒疹後身熱、余以涼膈散治之愈、

一兒疹後乾欬不續、余謂醫過發散、致肺氣虛耗、以小異功散、加門冬五味子貝母桔梗治之愈、

一兒疹後乾欬、便溏減食、余謂中氣虧耗、宜溫補之、以六君子湯治之愈、

一兒疹後身熱不已，午後猶甚，余謂疹出之後，陰分曾受煎熬，血必虧耗，乃血虛症也，治當滋陰清火，此養陰退陽之義也。

一兒疹後咽喉腫痛，余謂餘毒不解，以甘桔湯加牛蒡、射干、元參、連翹、知母治之，又葛槿散吹之而愈。

一兒疹後身熱，煩渴不已，余謂虛煩，以竹葉石膏湯去半夏，加乾葛、花粉治愈。

一兒疹後痰嗽，口疳，身熱腹飽，余謂補益太早，以清胃湯加腹皮、枳殼治愈。

一兒疹毒不盡，口齦潰爛，乾欬不已，余謂毒乘心胃

此案删去

大忌涼遏冰片吹藥故刪

以人參清胃湯治之又人中白散吹之愈亦有不應藥者德按大忌冰片涼遏吹藥唇腫面浮穿頤潰齦咽喉腐爛聲啞不食而死

一兒疹後、衄血不止、余以茅花煎濃汁服之愈、或用白茅根亦可、

一兒疹後、壯熱欬嗽痰血、余謂毒留肺胃、以黃連黃芩山梔知母花粉元參人中黃愈、

一兒疹後壯熱煩渴、利下鮮血、不止、以白頭翁湯治之愈、

一兒疹後利下膿血、裏急後重、余謂毒入大腸、先以

三黄丸利之，次黄連芍藥湯治之，愈。

一兒疹後滯下不止，飲食少進，脈緩肢冷，余謂脾胃氣虛，用理中湯，又歸芍六君子湯治之，愈。○亦有不應藥者，或噤口而死，或飧泄而死。

一兒疹後壯熱羸瘦，煩躁悶瞀，余謂邪不盡解而乘心肝，治以清解之劑，愈。亦有不應藥者，漸至皮毛枯槁，成爲疳瘵，津液乾涸而卒。

一兒疹後壯熱乾欬，煩渴便秘，余謂疹邪不解，以三黄湯利之，又以知母、門冬、前胡、元參、黄連、當歸、天花粉、淡竹葉治之，熱雖退而欬渴不止，余謂肺氣受傷，而津液不足、以參苓門冬五味貝母陳皮甘草桔梗花粉知母治之漸愈、〇一兒症亦如前、但熱不退、漸至肌肉消瘦、面色枯白、嘰惡泄利、余謂疹後疳勞、不治、延至六旬而歿、

一兒疹後乾欬、便溏身熱、羸瘦皮毛枯悴、余謂疹後疳瘵之症、以小異功散、加貝母黃連青蒿地骨皮龍膽草芍藥治之、漸愈〇亦有不應藥、漸爲慢脾風而死、

一子新婚出疹、後痰嗽不已、衆謂餘毒不盡、用清解藥而痰愈熾、余謂陰虧而火炎無制、故午後潮熱而

欬甚也、治宜壯水爲主、以六味地黃丸料、加麥冬知母治之愈○又一婦出疹、症亦如前、余以前方、加當歸治之愈、

一兒疹後、兩目赤腫、壯熱煩渴、余謂毒不盡解、乘於肝胃、以清胃解毒湯治之愈、每有延綿失治、或瞽或瞎、

一兒疹後、瘡痍徧體、壯熱煩躁、余謂疹毒不盡、先以葛根湯加荊防發之、又犀角地黃湯治之愈、

一兒疹後、走馬牙疳、齦潰穿鼻、諸藥不效、德按或恐梅花疳毒余以黃牯牛糞後尖瓦上煅存性、煆人中白黃檗爲

邪盡

末、等分和勻、吹之、潰竅漸長、齦齒俱生而愈、

一兒疹毒不解、發爲疔毒、余謂疹疔也、治同痘疔、又

一兒疹毒不解、發爲腫癰、余謂疹癰也、治同痘癰、

一兒疹後乾欬不已、余謂疹時過於解散、肺氣虛耗、宜補脾肺爲主、不信、只以清火止嗽藥、其背漸駝、腿足細小、終身痼疾、亦有嗽久而胸高腫滿、狀如龜胸、

啓雲先生曰、疹後久嗽則金衰、金衰不能生腎水、腎主骨髓、腎無生氣、則骨枯而髓減、風寒乘虛而入於髓、其邪凝滯、故腰脊不舉、而爲斯疾也、治法先以防風散驅其邪、又八味地黃丸、加人參杜仲牛膝當歸

肺

石斛、何首烏、米仁、兎絲子、萆薢、鹿茸、蜜丸、又以驅風壯筋、活血膏、貼其凸處、又灸肺俞穴、（第三椎骨下各開一寸半）膈俞穴、（第七椎骨下各開一寸半）一兒患此、余診右脉緩弱、謂脾肺不足、先以人參、白朮、茯苓、陳皮、甘草、貝母、當歸、芍藥、米仁、石斛、水煎服、脾土稍固、又以前方法治之、腿足漸而生肉、背駝稍愈、但不能脫然如故、

蓋疹後當避風寒、節飲食、以保脾土爲上、若有虛實爲之、補瀉不可因循苟且、以致變壞也、其雞肉葷腥鹹酸辛辣、宜過七七期、方漸與食、故曰雞肉早飡、豈免脾泄之患、鹹酸不禁、難免哮喘之疴、一或不慎、終

身痼疾、爲父母者、當加謹焉、

附婦人出疹治驗

一凡孕婦出疹、恐熱毒內蒸而胎受傷、當以清熱安胎、而兼解散之劑、使胎無虞、而疹易解也、故曰疹與痘不同、痘宜內實、若胎落而母亡、疹宜內虛、故胎去而母存、雖云胎去而母存、孰若子母兩全之爲妙、業是者、當識此、

一孕婦出疹、熱甚而觸動其胎、胎墮而去血過多、疹雖沒而燥熱煩喘、昏憒悶絕、余謂血脫也、當益其氣、以理中湯而甦、又以人參一兩、當歸五錢、阿膠炮薑

盛

荊芥艾葉、又隨症調理愈、

一孕婦出疹、熱極煩悶、醫以清熱安胎之劑、而熱甚、余謂心鑑曰、凡孕婦發疹、熱極不退者、內實故也、必下其胎、胎下疹即隨熱內解、母命可存、否則熱甚喘脹子母難全、不從余治、果如而斃、

一孕婦疹出熱甚盛、小腹痛而漏血、余謂熱盛觸動其胎、以升麻葛根湯、加荊芥紫蘇條芩當歸川芎阿膠白朮陳皮砂仁治之、血止愈、亦有不同前治、胎墮而子母俱亡、或子亡母存、

一產婦疹不易出、熱甚而去血不已、余謂產後氣血

活

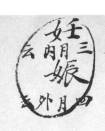

妊娠三月內云四月外云

不足、不能拘毒盡外解、以麻黃葛根湯、加當歸阿膠
荊芥白芷人參治之、血止疹盡透、調理而愈、
一娠婦疹不易出、熱極悶亂、喘脹、余謂疹勢危劇、必
不能兩全、宜下其胎、胎去而母存矣、以表散而兼墮
胎藥、其胎墮下、疹透熱退而愈、
一妊婦疹出熱盛、墮胎而難產、余以魚膠三寸、燒灰
存性、麝香一分、共研末、好酒調下即產、若難之甚、及
橫生逆產、用魚膠一尺、製如前法、雖其胎立下、但不能
[illegible]身活矣
一婦人疹後欬嗽、夜熱早涼、面白少神、肌瘦脣赤、咸

謂氣血不足、用八珍湯不效、余審其疹後房勞不愼、用六味地黄湯、合生脈散、又獨處百日愈、又一婦疹後房勞不愼、漸爲虛怯、枯涸告斃、

發斑

癍者、斑如錦紋、紅色而無頭粒也、乃熱毒鬱遏、煎熬陰血、血得熱而不解、浮於肌肉、爲斑、足陽明主之、活人書曰、傷寒下之太早、熱氣乘虛入胃、故發斑、下之太遲、熱留胃中、亦發斑、陽症用熱藥過多、胃熱焦爛、亦發斑、有内傷胃氣極虛、火遊行於外、亦發斑也、斑色紅活者順、赤斑者、熱毒盛也、青斑黑斑者、逆也、治

法清解爲上、不可表汗、若汗之、重令開洩、更增斑爛、也、病機曰、斑疹固有陰陽輕重、皆從火化、急則治標、緩則治本、陽症可清熱化斑、陰候宜調中溫胃、

附治驗

一兒發斑、余以荊防敗毒散治之愈、又發斑咽痛、加牛蒡連翹元參愈、

一兒發斑赤色、煩躁便祕溺澀、余謂熱毒壅盛、以黑奴丸微利之愈、

一兒發斑身熱口舌乾燥、余以化斑湯、加小柴胡黃連治之愈、

調

一兒發斑赤色、腹脹痛、便祕、余謂內傷發斑、以調胃承氣湯下之、身冷脈沉、肢厥、以附子理中湯、六君子湯、量而用之、

一兒夏月發斑、余謂暑毒發斑、以化斑湯合香薷飲治之愈、

一兒發斑嘔吐下利、目赤口瘡、余以黃連橘皮湯治之愈、

一發斑狂煩、面赤咽痛、余以梔子仁湯治之愈、

一夏月發斑咽痛、余謂毒壅咽喉、以升麻元參甘桔牛蒡治之愈、

一兒夏月發斑、疹熱盛狂煩、余謂溫毒發斑、以五瘟丹治之愈、或用黃連陳皮湯治之愈、

一兒發斑、身熱頭疼欬嗽、余謂風熱發斑、以芎蘇散又葛根湯、治之愈、

一兒發斑赤色、余謂胎毒發斑、以犀角解毒湯治之、又砭出紫血愈、亦有毒氣內攻、喘脹而卒、

一兒發斑丹色、余謂胎毒而發、以磁鋒刺血、以犀角大青湯治之、漸退解愈、

一兒痘後發斑、紫色身熱便祕、余審病原順候、醫妄用溫補藥、致毒蓄而使然也、以四順清涼飲利下、又

解毒化斑之劑而愈、

水痘

蓋水痘由紅點而水皰、有紅盤、水皰而膿皰結痂、但其形尚斜、非正瘡痘也、然小兒肌肉嫩薄、尤多此症、皆由傷風寒熱、邪鬱於肌表、不能作汗而解、發爲水痘也、當審其稀密輕重而治之、初起時宜升發之、爲水皰宜解散之、膿成宜斂之、亦有夾疹而出、或有夾正痘而出者、不可不辨、

附治驗

一兒水痘不易生長、壯熱煩躁、以百解散得微汗愈、

愈

一兒出水痘不作漿、而疕結乾枯、身熱煩躁、余謂倒陷也、皆由風寒壅窒腠理、失於解散故也、以葛根湯加荊防翹蟬木通治之、腫退、遍身紅點、余謂餘毒發疹、用荊防解毒湯愈、

一兒夏月出水痘、稠密閉多黑陷、煩渴便祕壯熱、余謂熱毒太甚、以三黃丸利之、又香薷飲合黃連解毒湯、治之愈

一兒水痘結疔於上齦、潰齒穿鼻、余謂痘時失於解散、毒乘陽明、以清胃湯、合解毒湯愈、

一兒水痘失於解散、痘或膿瘡不斂、余以綿繭散敷之、又收斂解毒之劑愈、

又有風塊遊走徧體、或赤或白、或癢或痛、由風熱溼毒蘊於氣血相搏而生也、用升麻葛根湯、加荊防薄荷治之、

另頁寫起

秦氏景明痘疹折衷　鈔本

痧疹總論

在前十二頁

朱濟川列前
另于半頁
寫起

秦氏景明曰

後朱氏濟川書

秦氏痘疹折衷　鈔本

痧疹總論

夫疹發熱之初多似傷寒惟疹子即痧麻則欬嗽噴嚏鼻流清涕眼胞浮腫其淚汪汪面浮顋赤惡心乾嘔爲異耳但見此候便要謹避風寒戒葷腥厚味用藥以表散之俾皮膚通暢腠理開豁疹毒易出也痘疹之發雖曰胎毒未有不由天行厲氣而發者故一

時傳染彼此皆出用藥散必先明其歲氣如其時令溫暖以辛涼之藥發之防風解毒湯暄熱以辛寒之藥發之黃連解毒湯嚴寒以辛溫之藥發之桂枝解毒湯時寒時暖以辛平之藥發之升麻解毒湯用升麻參朮乃權宜之法須因時用藥不可誤作傷寒妄施汗下反伐天和也此言大有精細又須看其虛實如大便閉結煩熱甚而發不出者以酒大黃利之吐瀉不止以參朮之類補之經曰毋實實毋虛虛損不足補有餘夭人性命也出之太遲發表爲貴出之太甚解毒爲先毋伐天和嘗觀歲氣寒風凜凜毒氣鬱

而不行矣日蒸蒸邪氣乘而作厲或施溫補勿助其邪或用寒涼休犯其胃制其過但取其平誅其暴心欲其已遠寒遠熱陰陽之勝負不齊責實責虛人稟之彊弱或異大抵麻疹以發散爲主用藥發散而疹隨見則毒盡解矣若發不出再加藥發之如加味麻黃散外以芫荽酒糟蒸熱擦之用薑汁和酒漿搽抹亦驗自頭至足爲齊若出而頭面愈多者爲佳若遲延日久而不能出反加腹脹氣喘昏眩悶亂煩躁而死矣

看麻出法多於耳後項上腰骸先見其頂尖而不長

其形小而匀淨者吉也若色紅者兼火化也證輕化斑湯主之人參白虎湯主之如色白者血不足也養榮湯主之如紫赤乾燥晦暗乃火盛毒熾六一散主之四物湯去生地加柴胡黄芩乾葛紅花牛蒡子連翹之類滋陰涼血而毒自除所謂養陰退陽之義也此證五死一生如大青湯元參化毒湯亦可選用若黑煤伏隱者則火毒尤甚此證十死一生不可不明察之而烏得混爲施治也

痧疹發熱證治

痧疹雖云穢液之氣必因風寒時氣攻擊則出汗解

表疑汗字之誤

汗

之宜也辛散之宜也其可以苦者堅之乎寒者東之乎經曰邪氣盛則熱邪既盛矣非汗解何由而除又曰發表不遠熱表既實非辛散何由而解若表虛自汗疹毒易出而妄投發表之藥不免蹈虛虛之戒若表虛無汗大宜表散則皮膚通暢痲疹易出矣若猶未出亦不可再汗恐致亡陽之變只宜常以葱白湯飲之臨證審明虛實而治之

時行出疹發熱以火照之徧身如塗朱之狀此將出之兆形細密與痘細密者相似但疹子出而易沒非若痘之以漸長大也形鮮紅與傷寒發斑相似但疹

之粒有小頭非若斑之皮紅成片如蚊蚤之迹也發熱之時徧身汗出者毒從汗解玄府開疹易出也有鼻中血出者毒從衄解俱不可遽止若汗出太多血出不止此又火甚逼迫太過致液妄流血妄行急以當歸六黃湯加浮小麥以止汗茅花湯加元參百草霜以止衄遲則汗出多而元氣虛血出多而精神散轉爲不治之證矣

渴喜飲水純是火邪肺焦胃乾心火亢也故初發熱渴者升麻葛根湯加天花粉已出而渴者加天花粉麥門冬渴甚白虎湯合黃連解毒湯主之然疹發之時

未有不口渴者但當以菉豆燈心炒陳米湯飲之白虎湯佐之若恣飲冷水必生水蓄之證其有口不渴渴不欲飲者脾胃虛濡有痰溼也

身熱脉浮頭疼骨痛欬嗽氣急噦惡不食者乃傷寒而兼出疹也以十神解毒湯或敗毒散主之如夏月宜升麻葛根湯加羌活荊芥白芷桔梗前胡知母枳殼治之若得汗而疹透但身熱者香薷飲合化斑湯療之

疹子不出證治

發熱時未出見欬嗽百十聲不已喘急面浮眼胞腫

豬

時臥時起此火毒內蒸肺葉焦枯宜人參白虎湯或去參加牛蒡子薄荷葉治之

發熱六七日明是疹子卻不見出此皮膚厚腠理密或風寒封閉或曾吐利乃伏也急用托裏發表以麻黃葛根湯加蟬退或麻黃散主之外用胡荽酒敷之如一向大便祕者毒甚於裏伏而不出以桂枝大黃湯主之外用豬膽導之再不出者死證也

容冒風寒致毒鬱而不出喘脹昏憒者用葛根湯加紫蘇柴胡川芎桔梗前胡荊芥防風蟬退或麻黃桂枝亦可暫用或敗毒散去人參加荊芥防風主之又

十六

梗

以防風煎湯浴頭洗面手足又以苧麻蘸芫荽酒戛之或以絹帛蘸熱酒搭之俱妙

疹已出而反沒者乃風寒所迫而然也若不早治毒內攻而死矣急用消毒飲合升麻湯熱服使疹復出方可無虞

疹出不透壯熱喘脹煩躁悶亂毒內攻也宜竹葉石膏湯或甘草桔梗乾葛荊芥前胡枳殼牛蒡治之使疹出盡爲妙頭面少者多加川芎煩渴者黃連解毒湯嘔泄者黃連陳皮木通澤瀉山梔連翹甘草竹茹生薑等治之

疹子出見證治

紅影初出皮膚切戒風寒生冷一或犯之則肌膚閉塞毒氣壅滯遂變爲渾身青紫毒反內攻煩躁腹痛氣喘悶亂癢塌諸證作矣欲出不出危亡立至父母醫者其可忽諸

初出吐瀉者乃陽火得洩此吉兆也宜升麻葛根湯主之亦有兼傷寒食吐利者加消食藥又云疹子吐瀉者不須治止要消毒散熱

疹初起煩躁讝語者宜升麻葛根湯調辰砂益元散治之

疹色紅紫或微紫或太甚竝宜大青湯主之黑者死
證也急用燒人屎研細酒調服白馬屎黃牛屎白狗屎貓屎豬屎皆可用
貓屎尤捷須臾若黑變紅色可治人中黃火煅代之亦可
若出不透莫如發散解毒仍用升麻葛根湯加牛蒡
荊防蟬退連翹進一二服以清涼繼之庶毒邪不爲
寒鬱後來亦易調理矣
疹子既出熱甚不解此毒邪壅遏宜大青湯解其表
便閉以黃連解毒湯合白虎湯解其裏大便不通四
順飲主之
疹出身熱欬嗽不止乃餘毒乘肺金也以清金化毒

湯主之若更有痰宜橘紅貝母桔梗甘草芩連瓜蔞仁連翹知母麥冬牛蒡燈心之類咽喉腫痛加元參喘者加石膏竹葉紫苑兜鈴蘇子雖喘而壯熱者亦宜竹葉石膏湯起劑而合前諸藥或加杏仁川朴但不必用紫苑兜鈴蘇子耳石膏止可用一二貼不宜多服石膏大寒性沉主降小兒每服一二錢大人倍之寒月煨用夏月生用楊氏直指曰赤疹遇清涼而後化白疹得溫煖而方消

疹出欬嗽口乾心煩者毒在心肺發未盡也瀉白散加花粉連翹元參黃連以瀉心火或黃連杏仁湯

夏月出疹熱甚煩渴是疹兼暑毒也宜香薷飲合葛根湯元氣虛弱者禁用香薷辛溫

疹既出而發熱吐利滯下者乃火邪内迫上行則吐下行則利甚至毒盛則裏急後重而爲滯下吐者宜竹葉石膏湯去半夏主之利者升麻澤瀉湯邪在中焦則吐利竝作宜黃芩湯加陳皮黃連竹茹而裏急後重者黃連解毒湯合天水散主之或黃芩芍藥湯加黃連生地木通當歸枳殼等治之或少加大黃以微利之

疹出時自利不止或瀉糞水頻數者最爲惡候但看

痧若徧身稠密太甚或紫或紅者則又不妨蓋毒在大腸非瀉則鬱遏不解惟用平胃散加葛根連翹以解之痧子發透自然瀉止若已收而瀉不止者痧尤未盡加連翹黄連牛蒡木通澤瀉以分利之若用訶子肉菓罌粟殼等藥即變腹脹痞滿喘急悶亂不治之證矣

痧出後熱不退連綿三四日不收者乃毒火太盛外發未盡內有餘邪以大清〔青〕湯或化斑解毒三味消毒飲加元參桔梗石膏治之

痧出時咽喉作痛不能飲食者此毒火拂鬱上蒸咽

喉也宜甘桔湯加元參牛蒡連翹知母門冬花粉竹葉或射干鼠黏子湯徐徐嚥服勿作喉痹同論妄用鍼刺

疹出渾身如錦紋者化斑湯主之色淡者血不足也養血益榮湯主之若黑斑者十死一生急用大青湯主之

形如錦紋而間有頭粒赤者壯熱煩躁舌胎或焦黄或燥黑大便祕結乃斑疹竝行也宜調胃承氣湯利之繼用白虎湯治之

疹出而手足發疱者脾熱也宜消毒飲多加白芍藥

少加防風即愈

疹子之輕者常以六時爲度如子後爲陽午後收午後爲陰子後收乃陽生陰成陰生陽化之理也故漸出漸收者其熱亦輕

疹子出後證治

疹子收後身雖不見羸瘦但時發壯熱煩躁不寧搐掣驚悸神昏志亂此陰火衰耗致餘毒入肝而傳於心也宜養血安神四物湯加麥冬棗仁竹葉燈心甘草石菖蒲龍膽草茯神黃連爲治或以前藥爲末用蒸餅豬心血爲丸服之亦可

疹後發熱不除忽作搐者不可與急驚風同論用導赤散加麥冬送安神丸小便清長者治之易短少者治之難

疹後咽痛嗆水舌胎脣燥者乃流毒心胃也宜黃連解毒湯加連翹牛蒡治之

疹後痢下膿血裏急後重者毒入大腸也先用三黃丸利之次用黃連芍藥湯治之

疹出時曾作瀉痢未經清解疹退後變爲休息痢不問紅白裏急後重晝夜無度餘毒在大腸也須分虛實治之實者三黃丸利之虛者香連丸和之後用黃

苓湯養血行氣爲治
痧後滯下不止飲食不進脉緩肢冷乃脾胃氣虚也先用理中湯次用芎歸六君子湯治之
痧後壯熱煩渴利下鮮紅宜白頭翁湯或苓連柏葉槐花枳殼荊芥炭之類治之
痧後餘熱未盡熱甚而失血者宜用犀角地黄湯或四物湯加茵陳木通犀角之類以利小便俾熱得下行而愈
痧後渾身發熱晝夜不退此毒未盡解邪火鬱於肌肉之間久則毛髮焦乾皮膚枯槁肌肉羸瘦爲骨蒸

勞瘵之證急服蘆薈肥兒丸加龍膽草當歸連翹等治之遲則變爲睡則露睛口鼻氣冷手足厥逆瘛瘲爲慢脾不治之證用清熱除疳丸亦可

疹後餘熱未盡日夜煩躁譫語狂亂燈心湯下辰砂益元散或辰砂五苓散去桂术加芩連地骨皮治之

疹後耳痛紅腫成膿用煅枯礬夜明砂臙脂邊各一錢麝香二分同研先用綿裹杖子搌淨以藥少許摻之若日久不愈宜服犀角飲解之

疹後身熱煩渴不已乃虛煩也宜竹葉石膏湯去半夏加乾葛天花粉麥冬治之

疹後壯熱喘嗽痰血者乃毒畱於肺胃也宜黄芩山梔知母貝母天花粉元參人中黄治之

疹後而復拂拂煩熱類作嘔吐者此毒尚未盡畱連於肺胃之間宜化斑湯主之大便閉者稍加大黄微利之

疹後便溏乾嗽身熱羸瘦皮枯憔悴者乃疳瘵之證宜四君子湯加陳皮貝母黄連地骨皮青蒿子龍膽草白芍藥治之如渾身壯熱未至羸瘦皮枯憔悴但搐掣煩躁此熱在心肝以當歸養血湯黄連安神丸間服可也

疹後微微嗽者用清肺飲加消毒飲主之

疹後乾嗽不已因過於解散以致肺氣虛耗宜補脾肺爲主用四君子湯加陳皮貝母歸身白芍米仁石斛治之有用清火止嗽藥背漸駝肥骸足細小者有效

久而胸高腫滿狀如龜背者乃疹後久嗽則金衰肺金衰則不能生水制木木火刑金蓋腎主骨髓腎無生氣則骨枯而髓減風寒乘虛而入於髓內其邪凝滯故腰脊不舉而有斯疾治法先以防風散驅其邪後以八味地黃丸加人參杜仲牛膝當歸霍石斛何首烏米仁野黑豆菟絲子枸杞子巴戟肉川萆薢桑寄

生鹿茸蜜丸又以驅風壯筋活血膏貼其突處又以艾灸肺俞穴第三椎骨下各開壹寸半鬲俞穴第七椎骨下各開壹寸半

疹後嗽甚氣喘連聲不住甚至飲食湯水俱嗆出或欬血此熱毒乘肺而然也宜服門冬清肺飲加連翹主之若胸高如龜背肩聳而喘血從口鼻而出搖頭擺頭面色或青或白或紅而色枯黯者不可治然亦有肺氣虛爲毒所遏而發喘連聲不已但無欬嗽血出嗆食等證宜清肺飲倍加人參治之此又不可拘肺熱之一端而純用清肺解毒之毒藥也

疹後痰嗽不已午後發熱者乃陰虧而火炎無制也

治宜壯水為主以六味地黃丸加門冬知母治之
疹後兩目赤腫壯熱煩渴者毒乘肺胃也宜清胃解毒湯治之
疹後痰嗽口疳身熱腹飽者宜清胃湯加大腹皮枳殼治之
疹後聲啞不出或嗽或喘身熱不退日久不愈乃熱毒尅制肺金宜清金降火湯加竹瀝薑汁主之
疹後熱毒未盡發疔發癰肢節疼痛者以羌活散微汗微下
疹後熱毒未盡壯熱煩躁瘡疥徧體先以葛根湯加

荊芥發之次用犀角地黄湯

痧色變黑牙根黑爛肉腐血出臭息衝人者用天生白馬蹄放熱瓦上炙過存性研細擦患處或三妙疳方馬鳴散主之有𧏾潰鼻穿諸藥不效者急以牯牛糞後尖瓦上煅煅同人中白俱煅存性和川檗末研細吹之則潰竅漸長齒齦俱生若面頰浮腫環口青黑唇崩鼻壞穿頰破顋者死如唇口多瘡其聲嗄啞者曰狐惑以化𧏾丸主之若更煩躁失聲者死外以文蛤散雄黄散搭之內用人中黄史君子龍膽草川黄連五靈脂浸蒸餅爲丸滾水服以清胃火然或有得生

者不多見也

孕婦出疹當以四物湯加冬朮條芩蘇梗艾葉安胎清熱爲主使胎無虞而疹易出沒也如胎氣上衝急用苦葶藶艾葉煎湯磨檳榔汁服之更宜多服上藥爲妙

孕婦痧疹熱毒蒸胎胎多受傷而母實無恙也蓋疹與痘不同痘宜內實故胎落而母亡疹宜內虛故胎去而母存孰若子母俱全之爲愈也

疹子不治證

乾紫黑煤青黯面目胸腹稠密咽喉攢纏發不出而

喘沒早而喘循衣摸牀譫語撮空厥逆瘛瘲神昏志喪喘急不嗽通關不嚏口張肩聳胸高突起舌乾脣燥搦手搖頭目無液淚乃火邪熾盛餘毒內攻肺竅不通也

身熱喘脹人事不省口鼻出血面色青白乾枯者乃悶疹也不治

疹後飲食動止如常乃卒心腹絞痛徧身汗出如水者此因元氣虛弱失於調養外雖無病內實虛損偶爲寒邪所襲謂之中惡朝發夕死夕發朝死

疹後須避風寒切戒水溼如或不謹遂致終身欬嗽

瘡痍無有愈期

疹後大忌豬羊雞魚蝦蟹之類恐惹終身惡累若食

葷腥則終身有必犯之患諸如此類隨處留神必先

叮囑告戒

疹子輕重不治證

或熱或退而後出者輕

淡紅滋潤頭面勻淨而多者輕

發透三日而漸沒者輕

頭面不出者重

紅紫乾燥者重

冒風早沒者重
熱移大腸變痢者重
目睛無神者不治
黑暗乾枯一出即沒者不治
氣喘心前吸者不治
鼻煽口張撮脣弄舌者不治
鼻準青糞色黑者不治
痡瘡色白爲胃爛不治
喉腫色黑爲內陷不治
痧之一證比痘尤甚若調理失宜禍不旋踵痘由胎

二十六

復

毒外邪感觸而發其形勢多少輕重吉凶自可豫斷
疹雖由感受邪氣而發然輕者可重重者可輕皆在
於調養得宜故必避風寒節飲食斯爲至要若誤食
雞魚則終身皮膚如雞皮之狀凡遇天行出疹之時
又復重出若誤食豬肉則每歲出疹之時必然痢下
膿血若誤食鹹酸令人欬不止誤食五辛令人生驚
悸所以通禁必待四十九日之後方可食肉纔無禁
忌葷或不慎餘邪內伏輕變重重者死業醫者當囑
病家謹守慎之戒之

德按秦氏景明痘疹折衷余藏寫本所引湯藥

不全止載數方今錄于后

羌活散

羌活　防風　白芷　荊芥穗

川芎　地骨皮　甘草　連翹

柴胡　牛蒡子　大腹皮

蘆薈肥兒丸

三稜　莪朮　青皮俱醋炒　陳神麯

黃連　胡黃連　史君肉　蘆薈
檳榔　香附　陳皮　麥芽
蕪荑　南木香　有癖塊加阿魏乾漆

化慝丸

蕪荑　蘆薈　青黛　川芎
白芷稍　胡黃連　蝦蟇灰

開豁腠理湯

升麻　葛根　羌活　荊芥　防風
前胡　紫蘇　牛蒡子　陳皮　甘草
桔梗　枳殼　右十二味水煎服

另拔半頁寫起

張氏痘疹詮

麻疹述原

景岳子曰痘之與疹原非一種雖痘之變態多證而疹之收斂稍易然疹之甚者其勢凶危亦不減於痘最爲可畏蓋疹毒痘毒本無異也第古人重痘而忽疹多不詳及使後人無所宗法余實悵之自得羅田萬氏之刻見其理透法精鄙念斯慰今悉從其訓備述於此雖其中稍有裁訂亦不過正其疑似詳其未詳耳使此後患疹者幸獲迷津之指南亦以見萬氏之功爲不少矣

浙江曰瘄子又音同錯

名義

疹者痘之末疾惟二經受證脾與肺也內應於手足太陰外合於皮毛肌肉是皆天地間沴戾不正之氣故曰疹也（音同癘）然其名目有異在蘇松曰痧子在浙江曰瘯子在江右湖廣廣東安徽曰痲子在山陝曰糈瘡曰糠瘡曰赤瘡在北直曰疹子（音同軫）名雖不同其證則一但疹在痘前者痘後必復出疹惟痘後出疹者方爲正疹結局

疹逆順

萬氏曰疹以春夏爲順秋冬爲逆以其出於脾肺二

經一遇風寒勢必難出且多變證故於秋冬爲不宜耳夫天行不正之氣致爲人之殤疹然古人於痘疹二字始終歸重於痘竝不分別疹爲何物豈可以二證歸於一證耶想當時重痘不重疹故爾略之致使後人不得心法因而害事者往往有之今以吾家四代傳流以及今日心得之法開載於後用此應治定不差矣敢有毫釐隱祕天其鑒之

疹脈

凡出疹自熱起至收完但看右手一指脈洪大有力雖有別證亦不爲害此定存亡之要法也

景岳曰按此即陽證得陽脉之義若細軟無力則陽證得陰脉矣元氣既弱安能勝此邪毒是即安危之基也故凡診得陰脉者即當辨識爲陰證而速救元神宜用傷寒温補托法參酌治之若執以麻疹爲陽毒而槩用清寒則必不免矣

疹證

疹雖非痘之比然亦由胎毒藴於脾肺故發於皮毛肌肉之間但一時傳染大小相似則未有不由天行癘氣而發者此其源雖内發而證多屬表故其内爲胎毒則與痘證同外有表邪則與傷寒類其

爲毒也總由君相二火燔灼太陰而脾肺受之故其爲證則有欬嗽噴嚏面腫腮赤目胞浮腫眼淚汪汪鼻流清涕呵欠悶頓乍涼乍熱手足稍冷夜臥驚悸或惡心嘔噦或以手掐面目脣鼻者是即出疹之候便宜用解毒散邪等藥透達不使留停於中庶無他患但凡是疹證必其面赤中指冷而多嗽又必大熱五六日而後見紅點遍身此其所以與痘與傷寒有異也

一痘欲盡發而不畱疹欲盡出則無病邪氣鬱遏則畱而不去正氣損傷則困而不伸毒歸五藏變有

四證歸脾則泄瀉不止歸心則煩熱不退而發驚
歸肺則欬嗽血出歸腎則牙齦爛而疳蝕
程氏曰痲疹初出類傷風寒頭疼欬嗽熱甚目赤顋
紅一二日內即出者輕必須解表忌見風寒葷腥
厚味如犯之恐生痰涎變爲驚搐必致危矣如初
起吐瀉交作者順乾嘔霍亂者逆欲出不出者危
亡立至
景岳曰痘疹之屬有四種曰痘曰疹曰痲曰斑也痘
則陸續漸出自小而大或稀或密部位顆粒有辨
也疹則一齊發出大者如蘇子次者如芥子小者

如蟣子而成粒成片者是也麻則最細而碎如蚊跡模糊者是也斑則無粒惟成片紅雲紫如雲如錦者是也大都疹與麻斑同類即發斑傷寒之屬而痘則本非其類也蓋痘毒本於肝腎出自中下二焦是以始終不妨於食而全賴水穀爲主所以能食則吉不能食則凶故治痘者不可不顧脾胃麻疹之毒則由表邪不解而內犯太陰陽明病在上中二焦所以多不能食故治麻疹者但宜解散火邪邪散則自能食矣是痘疹之治當各有所重者如此

疹期

出疹之候初熱一日至次日雞鳴時其熱即止止存五心微熱漸見欬嗽鼻流清涕或腹中作痛飲食漸減到申酉之間其熱復來如此者四日用手滿按髮際處甚熱其面上熱少減二三分欬嗽連聲面燥腮赤眼中多淚噴嚔頻發或忽然鼻中出血至五日其熱不分晝夜六日早時其疹出於兩頰下細細紅點至午時兩手背並腰下及渾身密密俱有紅點七日普徧掀發其鼻中清涕不流噴嚔亦不行七日晚兩頰顏色漸淡此驗出疹之要法

凡痧熱六日而出一定之規也若醫者無識用藥太早耗散元氣及至出時變害多矣或嗽而變喘或出一二日即隱或作大瀉或合目而喘此醫者用藥不當之害也吾家治法定不在五日內用藥必待見痧方用徐徐升表然用藥亦有次第凡一劑必作十餘次飲之況痧在皮膚之間若作一次服則藥性催之太急每至譫語煩躁故當慎之

景岳曰按此萬氏之法謂醫家用藥太早恐致耗散元氣故必待見點而後施治及作一次服恐藥性催之太急皆惟恐無益而反以致害此固其心

得之法也然以愚見則醫有高下藥有宜否但使見有確眞發無不當則於未出之前或解或補必有得愈防之力以潛消其毒者既出之後亦必有善調之方而不致催急者此在善與不善或不嫌早與不早也嘗見庸流之誤治者多是誠不服藥爲中醫也此萬氏之説所以不可不遵

凡疹熱五六日必出矣醫者用藥見不能散父母見藥不效醫者見熱嗽不能除或以別證治之病家又或更醫此世之所以誤者多矣

麻疹初熱

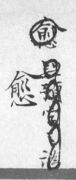

搐

麻疹發熱之初與傷寒相似惟疹子則面頰赤欬嗽噴嚏鼻流清涕目中有淚呵欠善睡或吐瀉或手搐眉目面赤爲異耳但見此候即是疹子便宜謹避風寒戒葷腥厚味古法用升麻葛根湯以表散毒邪余製透邪煎代之更佳或柴歸飲亦妙但使皮膚通暢腠理開豁則疹毒易出不可作傷寒妄加汗下也妄汗則增熱而爲衄血欬血爲口瘡咽痛爲目赤腫爲煩燥乾渴爲大小便不通妄下則裏虛爲滑泄爲滯下經曰必先歲氣毋伐天和言不可妄汗妄下也

凡疹初熱疑似之間切不可輕易用藥總有他證必待五日腮下見疹方可用升表之劑嗽多連打噴嚏鼻流清涕或流鼻血飲食减少好飲涼水只宜調理飲食戒葷腥麵食

一疹子初發熱時未見出現欬嗽百十餘聲不已上氣喘急而目胞腫時卧時起此火毒内蒸肺葉焦舉宜甘桔湯合白虎湯加牛蒡子薄荷主之　如疹出之時欬嗽口乾心煩者此毒在心肺發未盡也瀉白散加天花粉連翹元參黄連主之

一疹子欲出未出之時宜早爲發散以解其毒則無

餘患若不預解使之盡出多致毒蓄於中或爲壯熱日久枯瘁或成驚癇或爲瀉痢或爲欬血喘促或作瘡蝕而死此雖一時戾氣之染然未有不由於人事之未盡也

疹出沒

一疹子出沒常以六時爲準假如子後出午後即收午後出子後即收乃陽生陰成陰生陽成造化自然之數也凡此旋出旋收者輕若一出連綿三四日不收者乃陽毒太甚宜大青湯或用荊芥牛蒡子甘草元參石膏桔梗主之若逡巡不出者乃

三十四

風寒外束皮膚閉密也宜荊防敗毒散主之

一疹已出而復沒者乃風寒所逼而然若不早治毒必內攻以致癢塌而死急用升麻湯加荊芥牛蒡子甘草熱服則疹必復出而安矣

一發熱六七日以後明是疹子卻不見出此必皮膚堅厚腠理閉密或爲風寒所襲或曾有吐瀉皆能伏也急用托裏散表之劑如麻黃湯去杏仁加蟬退升麻外用胡荽酒之類　如一向未更衣者必毒甚於內伏而不出局方涼膈散加牛蒡子主之

一疹子只怕不能得出若出盡則毒便解故治疹者

於發熱之時當察時令寒暄酌而治之如時證
大寒以桂枝葛根湯或麻黄湯發之時證大熱
以升麻葛根湯或合人參白虎湯發之不寒不
熱以荊防敗毒散發之如盡一劑不出再作本
湯服之外用胡荽酒又以苧麻蘸酒徧身戛之務
令亟出如三四作更不出加腹中脹痛氣喘昏悶
則死證也

景岳曰按此萬氏之法極得因時制宜之善已盡
發表之義矣然發表之義亦最不易即如營衛不
足而疹有不能出者其證甚多若徒知發之而不

知滋之則營衛有弱者非惟不能發而且恐窮其源矣此其或在脾胃或在血氣必得其神庶乎有濟如傷寒三表之法實亦有關於此

一疹毒出盡則邪氣解散正氣自然和平如發熱煩悶或嘔吐或泄瀉此毒邪壅遏尚未出盡也　煩熱者黃連解毒湯　嘔泄者柴胡橘皮湯　竝外用胡荽酒及苧蔴戛法如前待疹子出盡則煩熱自去嘔吐自止矣

一疹有既收而餘毒未盡至三日之外又復發出或至五六次不已者此因發熱之時不避風寒致令

邪氣鬱於肌肉之間留連不散雖曾解散終屬未暢月若兼襍證亦當隨證治之

疹形色

凡看麻疹初出之法多於耳後項上腰骸先見其頂尖而不長其形小而勻淨者吉也若色見通紅者則疹發於心紅者火之正色也若疹色淡白者心血不足也養血化斑湯主之或四物湯加防風色大紅豔或微紫者血熱也或出太甚者竝宜大青湯主之或四物去川芎加柴胡黃芩乾葛紅花牛蒡子連翹涼血滋陰而熱自除所謂養陰退陽之義

亦五死一生之證也若黑色者則熱毒尤甚而十死一生之證此尤不可不明察之而混爲施治也

凡疹初出色赤者毒盛之勢也但大便調欬嗽多右手一指脈輕重取皆有力雖勢重無碍但當隨證調理若嗽少右手一指脈無力雖三日後收其渾身疹瘡變爲紫色壅結於皮膚之間若用解利之藥其色漸轉紅色嗽多流涕頗思飲食者生若投二三劑難變者難療也

疹涕

凡疹出至二三日必兩鼻孔俱乾待收完看毒氣輕

者清淨即來就思飲食此不必服藥若清淨來遲不思飲食者須要清肺解毒必俟清淨出方可不用藥

疹吉凶

或熱或退五六日而後出者輕

透發三日而漸没者輕

淡紅滋潤頭面勻淨而多者輕

頭面不出者重

紅紫黯燥者重

咽喉腫痛不食者重

暖

冒風沒早者重
移熱大腸變痢者重
黑黯乾枯一出即沒者不治
鼻扇口張目無神者不治
鼻青糞黑者不治
氣喘心前吸者不治

總論治法

一痧喜清涼而惡溫暖喜溫暖而惡涼此固其大法也然亦當有得其宜者如痧子初出亦須和暖則易出所以發苗之初只要發出得盡則痧毒便解

非若痘之苗而秀秀而實而後毒解也痘瘡成熟之時若太溫熱則反潰爛不收是痘之後亦喜清涼也故治痘疹者無過熱無過寒必溫涼適宜使陰陽和平是爲得之。

一痘宜內實可用補劑疹忌內實只惟解散惟初熱發表時略相似耳既出之後痘宜補氣以生血疹宜養陰以制陽何也蓋疹熱甚則陰分受其熬煎而血多虛耗陰金被尅故治以清火滋陰爲主而不可少動其氣若燥悍之劑首尾皆深忌也世知痘證所係之重而不知疹之殺人尤烈方書多忽

而不備良可太息也夫

一斑疹之毒皆由於火内經曰赫曦之紀其病瘡瘍故或遇二火司天或司運之歲肺金受制感而發者居多輕者如蚊迹之狀或壘腫於皮膚間名曰癮疹重者如珠點紅暈或片片如錦紋名曰斑疹大抵色赤者吉色黑者凶其證似傷寒發熱凡三四日而出七八日而靨也凡此之類皆屬邪熱治之之法惟辛涼解利而已即若吐瀉亦斷不可用溫補也如豆蔻乾薑之類切勿輕用而初發之時尤不可大汗只宜升麻葛根透邪煎之屬微表之

耳故用斟酌有不可一槩取必也

一標出不紅現而發熱轉甚或頭痛身痛煩躁者升麻湯或透邪煎

一色赤稠密身痛煩躁者升麻湯加紫草連翹

一寒熱併作頭痛背强者升麻湯加羌活防風連翹

一頭頂面腫升麻湯加牛蒡子荊芥若脈强火盛熱渴者宜清降其火以白虎湯加減用之

一自汗煩渴氣壅脈數者化斑湯

一身熱煩渴泄瀉者柴苓湯或四苓散如夏月用益元散

一熱甚小便赤澀譫語驚恐者導赤散四苓散加辰砂夏月益元散加辰砂

一欬嗽甚者二母散麥門冬湯清肺湯

一喘者小柴胡湯去人參加五味子 德按非虛痧疹初出究喘切不可加五味子

一熱甚鼻衄或便血溺血熱甚者黃連解毒湯血甚者犀角地黃湯 德按凡屬痧未發透雖見血甚禁用犀角羚羊

一傷寒嘔吐六君子湯加藿香乾葛或減去人參熱甚嘔吐者解毒湯 小便不利而嘔吐者四苓散一二日不通者導赤散

一大便祕結發熱身痛者大柴胡湯腹脹氣喘者前
胡枳殼湯
一咽喉不利甘桔湯兼風熱欬嗽者加防風
一寒熱往來似瘧小柴胡湯如兼欬嗽去人參
一靨後身熱不除者升麻湯或去升麻加黃芩黃連
各用酒炒
一下利赤白腹痛者黃芩白芍藥湯或加枳殼身熱腹
痛毒者解毒湯
一餘毒未盡變生癰疽瘡癬者升麻湯加荊芥防風
牛蒡子連翹

景岳曰按以上萬氏治疹諸條皆極詳明然其中惟瀉痢氣喘二證則最多疑似蓋二證之由疹毒固當如其治矣然有不因疹毒者如俗醫但見是疹無不概用寒涼不知有可涼者有不可涼者其有脾氣本弱而過用寒藥或以誤食生冷致傷脾胃而為泄瀉者亦多有之此一證也雖曰由疹而發而實非疹毒之病矣但察其別無熱證熱脈而兼之色白氣餒者便須速救脾腎急從溫補若執謂疹毒不可溫則無不危矣此醫之當知本也又如氣喘一證大有虛實蓋十喘九虛若察其本非

火證又非外邪而或以大瀉或以大汗而致喘者此皆氣脫之候也凡此二者皆不可不加細察而或者以氣促作氣喘則萬萬大誤矣又痘瘡總論中有因人因證之辨與此麻疹實同一理所當參閱故不可以麻疹之邪悉認爲實火而不知虛火之爲害也

徐氏東皐曰痘難疹易之說此俗談耳其有胃氣原弱所感入深又或因瀉痢而發有不快或發之未透而隨現隨隱久之邪氣漸入於胃必泄瀉不已出而復出加之喘促則必危矣凡若此者又豈可以

易言哉所以但有出疹若見虛弱急當先補脾胃其有欲出不出急當托裏發表以助之且首尾俱不可瀉也言用下也一如痘疹證同也

疹禁忌

凡疹出發表之後紅影現於肌膚切戒風寒生冷如一犯之則腠理閉密毒氣壅滯遂變渾身青紫而毒反內攻煩躁腹痛氣喘悶亂諸證作矣欲出不出危亡立至醫家病家皆不可不慎

一疹瘡之證全在調治禁忌如雞魚炙煿鹽醋酸五辛之類直過七七之後方可食之惟宜清淡不可縱

口恣食致生他疾也若誤食雞魚則終身皮膚粟起如雞皮魚鱗之狀或遇天行出疹之時又令重出誤食豬羊肉則每歲凡遇出疹之月多有下利發疹痲瘡誤食鹽醋致令欬嗽則每歲出疹之月必多欬嗽誤食五辛之物則不時多生驚熱目赤口臭此痘疹之家皆所當慎也

痘疹非熱不出凡疹子欲出必徧身發熱或煩躁或頭眩或身體拘急及既出則身便涼諸證悉解此一層疹子隨即收者極輕者也如疹子既出而熱甚不減此毒盛者也宜大青湯解其毒便澀者宜

黄連解毒湯合白虎湯或大連翹飲解其毒裏大便不通者局方涼膈散加牛蒡子主之

疹喘嗽

凡疹證多嗽此頓出頓入之勢也但有疹毒須假嗽多而散故疹後旬日之内尚宜有嗽切不可見嗽多而治嗽也宜慎之

疹證屬肺與脾胃肺受火邪則嗽多嗽多則頓出頭面并及四支大腸受火邪則上連脾胃而爲泄瀉若早瀉則嗽必減而變爲喘蓋喘嗽二者皆屬於肺然嗽實喘虚德按亦有因毒邪外閉肺脹而喘者得嗽者出得喘

者入入則合眼多痰胸滿腹脹色白而毒不盡出證則危矣此疹之宜嗽不宜喘而最不宜於泄瀉也

疹吐瀉

凡疹子初起發熱吐利純是熱證不可作寒論此乃火邪內逼上焦則多吐下焦則多利中焦則吐利竝作自利者宜黃芩湯吐利者宜黃芩湯加半夏生薑自利裏急後重宜黃連解毒湯合益元散

凡疹出一二日或三四日忽然大瀉嗽多者用升表之藥加以分利治之若瀉而兼喘復見悶亂搖頭

者凶

一痲疹現後大便下膿血或因泄瀉而變成膿血者或徑自利者但看疹瘡出多而色紅又多嗽者只宜表疹俟其收後方宜解毒兼治其利

一疹之初起最忌泄瀉然亦有始終泄瀉而不妨者稟之彊弱異也若因瀉而嗽減變爲喘者則危矣詳前喘嗽條

一身熱煩渴泄瀉者柴苓湯四苓散如熱甚或夏月益元散

一疹後作利亦有看手咬指甲撕口唇皮及咬人等

證當以解毒分利藥之若所下稠涎紅白色相兼者務要用解毒之藥　若晝夜有二三十次漸減至二三次或漸多嗽右手一指脈漸起清涕復來者方可望生　若利變煤塵色或成屋漏色或如青菜色肛門如直筒喘促音啞食飲不進午後腮紅皆不治之證

景岳曰自古方書凡發揮未盡及用治未當者間亦有之而惟於泄瀉一證則尤其爲最何也蓋古人以泄瀉爲熱者什九故多用河間黄芩芍藥湯爲主治而不知凡屬泄瀉最多脾腎虛寒也即如出

疹一證雖有由疹毒而瀉者然果係實熱多不作瀉但致瀉者率由脾胃之弱若但知清火解毒則脾土日敗而漸成座漏菜青色及氣促絕食不治之證矣病而致此豈猶熱耶總屬誤耳故凡治泄

此二行当作双行小注

德按馬元儀曰暴病則多實久病則多虛滑脫者多寒濇滯者多熱參之脈證百無一失

瀉者即雖是疹亦必察其有無熱邪如無熱證熱脈即當於痘瘡泄瀉條中求法治之庶最危者猶可望其生也故余於諸法之外而獨言其要者有如此

粥

副

疹飲食

凡出疹者多有五六日不飲食此胃爲邪氣所侵亦爲邪氣所養故不食亦不妨切不可著意治之只宜治疹疹瘡出盡毒氣漸解即思飲食尤不可與麪食雖用粥飲每次只可少與候神氣清爽身全不熱漸漸加添但宜少而頻也

凡出疹之先平昔過用麪食者或正出時喫麪食者或胃氣漸開即思麪食而用早者因動胃火以致清涕不來身體作熱兩眼看手咬指摑鼻撕口唇皮及撕眼剳毛者此皆疹後食復之病也當清肺

四十五

解毒加消導之劑治之

疹飲水

凡患疹之人不拘大小自起至收必皆喜飲涼水與可花露代茶之此不必禁但宜少不宜多宜頻不宜頓則毒氣隨之漸解

疹渴

凡疹子渴喜飲水純是火邪肺焦胃乾心火內亢故也初發熱發渴者升麻葛根湯加天花粉麥門冬渴甚者人參白虎湯合黃連解毒湯主之

疹汗衄

凡疹子發熱或自汗或鼻衄者不須止之此亦散越之義汗者毒從汗散衄者毒從衄解但不可太過如汗太多人參白虎湯或合黄連解毒湯主之衄太多者元參地黄湯

疹躁妄狂亂

凡疹有初熱而見煩擾譫妄狂亂者宜升麻葛根湯調辰砂益元散主之

一疹收之後餘熱未盡日夜煩躁譫語狂亂者辰砂益元散用燈心湯調下或四苓散加燈心黄連黄芩調水飛辰砂五分主之

此按語低三格寫一字一格分兩行

漱

疹咽痛

痘疹咽痛亦是常候乃火毒上熏而然也切勿以喉痺同論妄用針刺蓋此非喉痹癰腫原無惡血可去也痘疹喉痛只是咽乾作痛宜甘桔湯加牛蒡子或射干鼠黏子湯細細噤之更以玉鑰匙吹之

德按咽喉腫痛若果爛喉痧一毒外閉而內陷者大忌冰片牛黃熊膽涼遏

疹唇口瘡

凡出疹之先或有胃火及出疹之後餘毒不散此熱毒收於牙齦上下故致唇口生瘡遇有此證每日用溫米泔水洗十餘次或用生甘草湯漱口急用解毒之藥

治之若或失治多變走馬疳也

痧腹痛

凡痧初熱一日至五六日之間多有腹痛之證此大腸之火鬱於脾竅之中故作腹痛俱不可認作傷食用消導之藥或以手揉俱能致害但解痧毒毒散則腹痛自止最宜慎之

痧後諸證

凡痧後餘毒未盡隨當解之若停留日久不解則必致喘嗽或喉中痰響或爲四支冷痹或目無光彩面色青白或鼻孔如烟筒或嗽聲不出若右手一

指脈輕取散亂重按全無則成難治之證矣

一痧子收後身有微熱者此虛熱也不須治之待血氣和暢其熱自退若熱勢太甚或日久不減宜用柴胡麥門冬散甚則黃連解毒湯或合人參白虎湯

一痧後熱不退而髮枯毛竪肉消骨立漸漸羸瘦為骨蒸勞瘵之證者宜萬氏柴胡四物湯主之或蘆薈肥兒丸加當歸連翹治之遲則變證為睡則露睛口鼻氣冷手足厥逆遂成慢脾風瘛瘲不治之證矣

此藥爲末

一疹後熱不除忽作搐者不可以急驚風同論宜導赤散加人參麥門冬送七味安神丸小便清者可治短少者難治如見多痰或用抱龍丸或以四物湯加麥門冬棗仁淡竹葉甘草龍膽草黃連茯苓辰砂石菖蒲之類治之或以此爲藥末用蒸餅豬心血爲丸服亦可

一疹退後多有欬嗽之證若微嗽不已者此餘毒未盡也用清肺飲加生甘草牛蒡子主之若欬甚氣逆發而不已者此肺中伏火金虛葉焦也宜清肺飲或清肺湯合人參白虎湯六一散之類主之

若身熱頓嗽甚至飲食俱嗆出或欬出血皆熱毒乘肺而然宜多用門冬清肺湯或加連翹或清金降火湯主之　若欬甚而面浮目腫胸高喘急血出口鼻面色青赤昏躁搖頭者死證也　又有肺氣本虛爲毒所逼而發喘不已但無欬血嗆食等證者宜用清肺飲倍加人參治之不可拘於肺熱之說而純用清肺解毒之藥也

一疹後餘熱未盡或熱甚而失血者四物湯加茵陳木通以利小便使熱氣下行則愈若血在上者去川芎

一痧後餘毒入胃久而不散以致牙齦黑爛肉腐血出臭氣衝人者名爲走馬疳用馬鳴散主之甚者急用人中白蘆薈史君子龍膽草黃連五靈脂浸蒸餅爲丸滾水服之以清胃火 若面頰浮腫環口青黑齒脫唇崩鼻壞者死證也

一痧退之後飲食如常動止如故乃卒然心腹絞痛遍身汗出如雨者此因元氣虛弱失於調養外雖無病內實虧損偶然爲惡氣所中謂之中惡此朝發夕死之證

附麻痧

時

痘之外有疹疹之外又有麻疹麻疹者亦疹之類即斑疹也但正疹則熱至五六日而後一齊湧出出皆粒粒成瘡非若麻疹之皮紅成片也且麻疹之出則不拘三四日以火照之徧身如塗朱之狀此將出之兆出則細碎皮紅成片如蚊蚤嚼膚之跡者即麻疹也（德按此言麻疹乃時行疫癘之痧非正出之痧也）亦或有六日始出出而又沒沒而又出不過一周時許世俗謂一日三出三日九出後方齊出透徹然亦有不拘者只三日間從面至胸背手足雖隨出隨沒然只要出透以遍身紅潤者爲美重者遍身腫脹眼

亦封閉色有赤白微黄不同只要紅活最嫌黑陷及面目胸腹稠密纏鏁咽喉者爲逆發不出而喘者即死所謂麻者以徧身細碎如麻無有空處故也然又有遍身但紅而絶無斑點者是又謂之丹痧亦其類也故痘家有夾斑夾疹夾丹等證總皆熱毒所致俱當詳辨也

一麻疹初起呵欠發熱惡寒欬嗽噴嚏流涕宜升麻葛根湯加蘇葉葱白以解肌切忌大汗　若潮熱甚者加芩連地骨皮　譫語者調辰砂益元散　欬嗽加麻黄杏仁麥門冬石膏　欬甚熱甚者用

葛根芩連

可與杏樸

涼膈散加桔梗地骨皮　泄瀉者宜四苓散便紅合犀角地黄湯德按凡麻疹初起大忌用犀角羚羊可與芩連葛根湯加稨豆花山茶花之類　吐血衄血用犀角地黄湯加山梔小便赤加木通德按若大便祕者可與三黄瀉心湯加生地黄梔丹之類　寒熱似瘧小柴胡湯

一麻疹已出煩躁作渴者解毒湯合白虎湯　喘而便閉者前胡枳殼湯加五味子德按五味子太斂可與杏樸蘇子桑白皮之類　便祕甚者小承氣湯　譫語溺閉者導赤散　小便如泔者四苓散加車前子木通　譫語如狂者解毒湯調辰砂益元散　大小便血者犀角

地黃湯合解毒湯　吐血衄血解毒湯加炒山梔童便　泄瀉解毒湯或四苓散　喘兼泄瀉溺赤澀者柴苓湯　煩熱大渴作瀉者白虎湯加蒼朮豬苓　熱盛乾嘔者解毒湯　傷食嘔吐四君子湯　夏月因熱作嘔四苓散加人參

一痲證初起及已出已沒一切雜證俱與痘疹大同但始終藥宜清涼雖曰痲喜清涼痘喜溫暖不易常道然虛則補實則瀉寒則溫熱則涼方是醫家玄妙故治痲亦有血虛而用四物湯氣虛而用四君子湯傷冷則溫中理中之藥皆當因證而用也

一痳疹收後餘毒內攻凡尋衣摸牀譫言妄語神昏志亂者死　如熱輕而餘毒未除必先見諸氣色若有所見須預防之始終以升痳葛根湯為主或四味消毒飲或六味消毒飲解毒湯隨證選用仍忌魚腥葱蒜等物

水痘

凡出水痘先十數點一日後其頂尖上有水泡二日三日又出漸多四日渾身作癢瘡頭皆破微加壯熱即收矣但有此痘須忌發物七八日乃痊

一水痘亦有類傷寒之狀身熱二三日而出者或欬

以下刪

嗽面赤眼光如水或噴嚏或流涕但與正痘不同

易出亦易靨治以清熱解毒爲主

德按景岳全書醫家必備所用古方茲不複載茲錄

其新方於後

柴歸飲　治痘瘡初起發熱未退無論是痘是邪疑

似之間均宜用此平和養營之劑以爲先著有毒

可托有邪可散實者不致助邪虛者不致損氣

凡陽實明熱邪盛者宜升麻葛根湯如無實邪則

悉宜用此增減主之

當歸二三錢　芍藥或生或炒一錢或一錢五分　柴胡一錢或一

五十二

錢五分　荊芥穗一錢　炙甘草七分或一錢

水一鍾半煎服或加生薑三片　血熱者加生地　陰虛者加熟地　氣虛脈弱者加人參　虛寒者加炮薑肉桂　火盛者加黃芩　熱渴者加乾葛　腹痛者加木香砂仁　嘔惡者加炮薑陳皮　若治麻疹或以荊芥易乾葛　陰寒盛而邪不能解者加麻黃桂枝　德按林北海曰柴胡劫肝陰葛根竭胃汁用時當斟酌

透邪煎　凡麻疹初熱未出之時惟恐誤藥故云未出之先不宜用藥然解利得宜則毒必易散而勢自輕減欲求妥當當先用此方為主

另手半頁寫起

服

當歸二三錢　芍藥酒炒一二錢　防風七八分

荊芥一錢　炙甘草七分　升麻三分

水一鍾半煎服　如熱甚脈洪滑者加柴胡一錢

此外凡有雜證俱可隨宜加減

歸柴飲　治營虛不能作汗及真陰不足外感寒邪難解者此神方也

當歸一兩　柴胡五錢　炙甘草八分

水一鍾半煎服或加生薑三五片或加陳皮一錢或加人參　如大便多溏者以冬朮代當歸亦佳

周氏慎齋曰痲初出於陰而傳於陽人之一身惟火甚速肺金居上畏火者也脾土居中畏木者也火炎上則肺有虧矣火宜發之疏通血脈滋潤皮毛而肺無傷則左腎足木得其潤澤肝血潤則脾血藏脾陰又何傷乎脾通血脈胃主四肢胃氣上升肺津乃降滋生元氣萬物生長心之神化脾得其眞火化從何起蓋火是邪邪從虛起有餘易去不足難扶未出之先肺先受邪當發其表邪從汗散假如求汗不至或汗多疹或隱或見凶皆是元氣不足脾虛不統故也當補脾陰之不足血藥之中少加參桂亦無害也庸

醫未見其理謂痲宜清涼痘宜溫補痘有先清後補之別則痲無有溫之之意求汗不至不可再攻攻則化而爲火肺熱無救一也未出或已出自汗吐下眞氣已傷脾肺先受害也痲以二藏爲主切宜斟酌再無汗吐下也胃喜溼熱而上升清氣下陷小便赤而渴者葛根前胡桔梗甘草牛蒡連翹木通之類或飲食所傷腹痛洩瀉小便清而不渴屬寒五苓加神麴山查砂仁之類或吐下無汗不可再攻宜緩候待養得神至自和不可不察元氣虛弱照依常例行之醫死而不悔者多矣自經汗吐下者十餘日不退久病

無陽宜陽生陰長四物加參可也熱甚加沙參不可過用寒凉過用則脾氣絕二也出作二次而不齊者已出者宜養芽不使枯槁用芎歸赤芍木通未出者宜表蘇葛加前胡桔梗牛蒡喉痛加元參或血經妄行宜犀角地黃湯或升麻葛根湯加沈香梔子連翹之屬切莫忘陰而攻表以成陰血動三也痲不宜發綻綻者凶亦不宜隱隱而不現無神者斃出未至足便作出盡不行消毒純用寒凉使陰血凝滯而陰不發越熱傳於血室或吐或下或熱鬱於內變成疳勞或一月二月而安或傳而至死四也已出三四日而不沒

者內有熱也四物加芩連梔子木通七八日後有熱內虛而邪盛不散當扶正以卻邪宜養陰以滋脾肺使無尅勝黃芩白芍燈心人參沙參天冬麥冬當歸山藥蓮子煩加竹葉棗仁看輕重加減治之不養陰而誤滋陰五也痰涎湧甚讝語發渴屬裏宜救陰宜白虎湯若用消毒飲疎散正氣肺絕而亾六也大便閉經血燥宜用芎歸湯加紅花麻仁因血虛不能養肝胃氣不能上升故也而反用柴胡瀉肝血致腎絕七也出一二日滿口細瘡全無空地火鬱宜發之消毒散加甘草桔梗牛蒡木通連翹如反純用寒涼逼

毒內攻八也靨後口內黑點瘡者凶恐胃爛不治或一月半月餘熱不退發渴屬虛宜生脈散兼四物湯調養氣血不致乾涸但久病無陽莫依常例治之致脾虛不食或四五六日口舌硬瘡變成疳疾或致胃爛宜消毒飲甘桔湯加元參沙參炮薑如反用白虎損傷胃氣九也痲後痢只因脾虛不醒宜用芎歸白痢煨生薑赤痢香連丸切莫大下瀉痢不愈宜大補氣血若大下則洩盡元氣黃脹而死十也

發表一節冬用麻黃羌活白芷并消毒飲春夏用蘇葛湯加連翹甘草桔梗喉痛加牛蒡四季前胡貝母

另手半頁寫起

不可缺升麻恐升其毒湊咽不可輕用若患洩瀉則氣下陷宜用之嘔用陳皮貝母薑汁竹茹前後欬嗽乃風寒所感宜表中劫邪過於清者絕胃家生發之氣過於補者動胃火二者皆非疹之正治惟補陽中之陰隨證施治莫偏於寒莫偏於熱則元氣足易起易發若元氣衰則毒鬱於表表熱而火土涸眞陰絕而不救矣

吳氏醒醫六書溫疫論

吳氏又可曰疫邪留血分裏氣壅閉非下不能發斑斑出則毒邪從外解矣如下後斑漸出更不可大下

五十六

設有下證宜少與承氣緩緩下之若復大下則元氣不振斑毒內陷則危宜托裏舉斑湯

吴氏舉斑湯

白芍藥壹錢　當歸壹錢　升麻五分

柴胡七分　白芷七分　穿山甲貳錢炙黄

生薑一片

右七味水煎溫服

如下後斑毒隱伏反見循衣摸牀直視撮空脉漸微者危本方加人參三錢得補發出者生補不及者死

妊娠時疫設用三承氣須隨證施治不可過慮愼勿

另於半頁寫起

惑於參朮安胎之說病家見用承氣先自驚疑更加左右有粗知醫者從旁嘈雜必致掣肘遂令子母皆大不祥若應下之證反用補劑安胎熱毒愈熾胎愈不安耗氣搏血胞胎何賴是以古人有懸鍾之喻梁腐而鍾未有不落者惟用承氣逐去其邪火毒消散炎熇頓爲清涼氣回而胎自固當此證候大黄反爲安胎聖藥歷治歷當母子俱安若見腹疼腰痛此將欲墮之候服藥亦無及矣須預言之

費氏救偏瑣言

懷娠出疹治驗

費氏建中曰一友朱良老其閫懷娠六月出疹於隆冬躁亂不寧燔熱如火道中一友以寬氣養血安胎爲主佐以甘桔牛蒡蟬蛻荊芥疏肌透發三朝疹非不透熱終如火煩渴不已嗽而增喘徹夜無眠至五日不惟不寐并不能就枕不惟喘急并不能出聲面如土色目睛直視手指厥冷渴想西瓜六脉絕無影響其娠追下小腹痛楚難禁身無安放立刻可斃舉家但願得母無恙足矣余殆無藥惜其未得一對病之劑覺有不忍爲熱腸所迫以大黃五錢石膏一兩滑石生地各七錢炒黑麻黃

三分佐以赤芍丹皮牛蒡荊芥地丁木通甘桔以
蘆笋煎湯代水二劑後諸證稍緩徧覓一大西瓜
陸續以濟其渴又二劑其痧又透諸證減半而娘
不追下矣前方減麻黄仍以二劑面顴頓轉喘定
而得伏枕熱渴亦殺大半娘即安然但欬嗽不止
前方去大黄赤芍丹皮減石膏滑石及半加元參
花粉黄芩金銀花二劑熱渴俱平胃氣大開壉垂
斃重證幸而復生尚須調理見安和而遂弗藥越
數日後娘復不安但不追下飲食減半復有餘熱
口内生疳以消斑快毒湯減蟬蛻丹皮赤芍加金

五十八

銀花天花粉佐以消疳散吹之全愈是證所用湯劑據常格胎前所大忌者而得既保其母并安其娠見有病病受不第無損於胎正見所以安之之妙疹與痘雖異其所異者惟氣虛痘耳若烈毒之證原同一軌令是證但留其母猶畏大黃等味利害竝存尚費躊躇竟爾子母俱全凡志醫者可不深思而潛玩也邪

消斑快毒湯　治痘有夾疹夾斑膚紅如醉者此湯主之

連翹　元參　生地　牛蒡子　木通　蟬蛻

提上一字

丹皮 荊芥穗 黃連 甘草 地丁 赤芍

極熱者加大黃 加燈心二十莖

消疳解毒散 治痘疹後牙疳

薄荷五分 兒茶一錢 冰片一分 人中白三錢煅

天花粉一錢 生甘草五分 飛青黛一錢 黃連五分

西牛黃一分 珠子粉二分 雨前茶五分 硼砂一錢

研極細以無聲爲度先以濃茶拭淨方吹

右編曰述古下

麻痧喉痧證治述古編第四編

此歌可附刻於末頁

附司天掌訣歌 刪

子午少陰君火天　陽明燥金應在泉
丑未太陰溼土合　太陽寒水兩纏綿
寅申少陽相火王　厥陰風木地中連
卯酉卻與子午倒　辰戌巳亥亦皆然

專治痲痧述古編卷三終

許氏宣治曰

專治痧疹□編□□卷之四

歸安吉凌　德嘉樂輯編　男□□

胞兄奐曉五鑒定　孫男　文壽校字

許氏橡村痘疹訣

麻疹要略

麻之一證比痘稍輕金鏡錄辨疑一賦及輕重不治數條大略已可見矣尤有未盡其變者在時氣之暄寒與兒質之厚薄耳然痘出之境界寬雖極險猶可從容圖治麻之境窄又多出於嚴寒之令變生倉卒多有不及措手者予故復錄數條以補前賢之未備

賦

使後學知所通變焉

或問痘毒出於藏麻毒出於府胃府也何以痘多胃熱發斑之證肺藏也何以麻多肺閉喘促之證予曰痘毒出於藏而赴於胃是由藏而之府胃主肌肉故也麻毒出於府而甚於肺是由府而之藏肺主皮毛故也然則痘之出五藏之毒而胃總受之麻之出六府之毒而肺總受之麻疹辨疑賦所謂先起於陽者出於六府也後歸於陰者肺受之也

凡病起於陽者從陰化起於陰者從陽化理所必然

麻之出必先欬嗽不嗽而出非麻也出而噴嚏者吉

肺氣通也

痳多出於嚴寒之令冬月伏陽在內冬至陽生故痳出也俗云養痳眼痘因乎時也亦有春夏而出者是由冬季傳染而至於夏也夏令之出其亢已甚何可更養但須避風耳

盛夏之令火旺金傷葆肺為上輕輕一散即宜葆肺石膏梨汁二味為最妙

夏月無痳黃證其有不出者是正氣為熱所傷不能升舉疏托中宜兼益氣是予得心之處也

其有富貴之家痳毒本甚更加鬱遏太過火甚傷金

致生喘促者有之經所謂壯火食氣者是也急宜瀉火以保肺金不得再行表散

亦有貧寒之子破屋當風衣不蔽膝麻毒正出外受寒邪忽生喘促者急宜溫散使表氣宣通麻毒得解方保性命否則謂之麻閉頃成不救

寒邪外閉火甚傷金二證皆見喘促醫者當知診視

寒邪外閉者面色青四支冷麻點隱隱於皮膚之內鼻扇而聲細微有惡寒之象宜麻黃杏仁蘇葉防風胡荽等味急進一服暖覆片時喘定面赤麻漸出者生若面色如銀者不可治也火甚傷金者壯熱面赤

煩躁口渴四支熱喘息麤而脈洪大心煩嘔吐或吐出長蟲急宜白虎加黃連雖嚴寒之令勿避也前二證一經說明不難分辨復有火毒本甚外感寒邪外雖寒而中實熱又宜表裏雙解古人所以有麻黃石膏湯之用予以其法全活甚多又有火毒本甚父母只知鬱遏醫家只知表散內外交熾火極似水反生厥逆之象者有之書所謂熱深厥亦深是也急宜白虎湯加黃連若作寒治殆矣

養陰退陽古人妙著後世只知表散而不知養陰升之又升陰陽之火齊起有一發無制而成喘脫者要

知升麻葛根湯之用芍藥發中有收也麻黄石膏湯升麻石膏湯一升一降也小兒純陽之體有升無降其可恃乎

肺屬金而主氣又爲嬌嫩之藏畏火實甚六府之火齊舉而攻之不喘奚俟

石膏一味爲麻證之至寶色白屬金味甘微辛升中有降降中有升雖爲清胃之藥實保肺之靈丹也刑金之火由胃而來石膏本清胃之藥而清肺是與之去路也

德按白虎本爲達熱出表若其人脈浮弦而

細與脈沉者不可與也口不渴者不可與也汗不出者不可與也醫者慎毋孟浪

養陰退陽書用四物湯予少時常習用之多不獲效以歸芎辛溫之性爲不合也因製生地丹皮麥冬赤芍爲麻疹四物湯節節應手古方不必盡泥師其意可也

治麻大概有三法一升散一降火一養陰善用者升散之中即寓清涼之意養陰之劑不離生發之機

麻點隱隱未透發熱欬嗽有涕淚宜升散兩頰不透宜升散發熱四支冷面不赤脣不燥宜升散喘促鼻

齘

兼辨得是表邪宜升散泄瀉日五六行宜升散
麻疹已出壯熱不退宜降火嘔吐煩渴吐出長蟲宜
降火不食宜降火熱盛爍金而喘宜降火鼻衄宜降
火小便不利宜降火喉痛腮腫牙痛口瘡宜降火牙
疳臭爛宜降火
麻疹三四日後大熱不退宜養陰紫黯不收宜養陰
脈來數大宜養陰夜熱心煩齘齒宜養陰音啞不清
宜養陰目赤羞明宜養陰身癢便燥宜養陰
宜升散而不升散重則頂成喘悶輕則餘毒纏綿宜
降火而不降火則肺胃受傷或音啞煩渴或牙疳口

瘡宜養陰而不養陰則午後潮熱肌膚瘦削漸成麻疳之證

大人出麻十中二三多有房室經產之患大概輕輕一散即宜養陰麻黄升麻羌活等味俱當慎用書云痘宜内實故胎落母亡麻宜内虚故胎落母存予嘗治一婦出痘孕三月五六分担（德按担者一石之謂言痘勢如担之重也）腰腹痛惡已行時方四朝證多實火方用生地丹皮當歸白芍黄連黄芩山梔升麻紫草桔梗甘草共十一味一服熱退惡止次日喉嚨痛甚除白芍加牛蒡連翹日令服稀粥閒服魚湯浸蒸餅漸次成膿胎

固母安痘出胎落者一生未見孕婦出痳或三四個月或八九個月所見不一小產大產母皆無恙痳宜內虛信矣

痳後潮熱最可嫌發在午後天明退涼退時脈平靜發時脈數大唇紅舌赤而無苔皷手揉鼻人漸瘦多不治間有能食者大劑養陰可救一二

痳後音啞者多總由火甚傷金宜甘桔牛蒡山梔之屬雖遲半月愈無妨痳後口瘡治法同牙疳鼻爛與痘後同治

往年痳證多不損目邇來有損目者其來甚速二三

日開翳膜遮透卽不能治緣兒本有肝熱更加鬱遏或病家不知是火飲以芫荽酒遂令熱毒攻目速宜清涼之劑養陰退陽不必再行疏散如雞肝羊肝豬肝等味麻後所大忌者萬不可誤

麻後餘義

麻出總要表透表一透裏熱雖甚清之可愈表未透毒陷於中門戶一關發表不可養陰又不可多致因循而死

表透者非皮毛之表要從藏府透出沒得從容纔是表透亦有火毒甚外見繁紅沒後猶作手疳肺癰者

或鼻衄下利者藏府之熱未透出也
痳痘之毒由府藏而出雖已到表而根蒂在裏解字
從表化字從裏表雖解而裏不化其爲後患實多
解表之藥從陽分從氣分其效速而易見化毒之藥
從陰分從血分其效緩而難成金鏡錄養陰退陽四
字治痳之要訣也
痳後咯吐膿血腥臭有肺癰者有胃脘癰者皆肺胃
遺熱爲患亦牙疳口瘡之類循經而出則爲牙疳著
於藏府則爲癰也當辨其在肺在胃而施治予用甘
桔牛蒡銀花穭豆枳殼赤芍數味在肺加山梔貝母

桑皮在胃加生地花粉木通之類以佐之身無大熱者可治

問手痟肺癱之證可治而愈者何也毒已化而出也毒化而藏府不敗者可治藏府腐敗不能治也

丙辰歲夏令麻證大行因時論治

痘毒出於五藏麻毒出於六府府屬陽冬至陽生麻毒出焉故其傳染多在嚴寒之令古稱養麻眼痘因乎時也予治麻證五十年所見率多類此間有延及春深至夏亦無不止邇來夏令出麻今歲盛暑不斷時勢何其異也時勢既異醫者即當隨時變通以定

治法庸工不察執守成方愚夫愚婦更加菴遏火盛金傷致成麻喘殊可悲憫爲定新方數條以救時弊明理者當取則焉

第一方

升麻　蟬退　荊芥　防風　前胡　桔梗
牛蒡子　甘草　加芫荽少許一服

一服麻出去升麻加赤芍連翹煩加炒梔子嘔加石膏嗽加杏仁枳殼夏月表氣先開用表藥只宜輕不宜重荊防蟬蛻即是表藥一服出未透者再用升麻加葛根以透之麻黃夏月禁用人所共知羌活亦不

得浪用葛根亦不得再用面部一透即宜轉手

第二方

荊芥　防風　桔梗　甘草　牛蒡子　連翹

杏仁　炒梔子　木通

此三朝方也面部已透即荊防亦宜減去平守一日待其緩收最穩熱甚煩渴加石膏竹葉壯熱不退加枯芩麥冬若瀉減杏仁木通加赤苓

第三方

生地　麥冬　丹皮　梔仁　連翹　桔梗

甘草　煩渴加竹葉石膏　熱甚加枯芩知母

此四五朝方也養陰退陽治麻大法況暑月乎生地須用二等原枝洗去土咀斷用麥冬揀大而白者此二味爲養陰退陽之要藥丹皮佐之以退熱甘桔以升肺之清氣黄芩以瀉肺之濁氣石膏胃家正藥色白屬金西方之象又爲清肺之藥麻出火甚熏灼肺胃石膏一物兼清二經至當不易在乎用者之見機耳

有麻出四五朝綿密紅紫不收者熱甚不退者此發散太過火勢盡發急宜養陰退陽

天寒出麻寒邪在表熱蘊於中所見不過數證急者

爲嘔爲喘爲衄緩者爲口瘡爲下利甚者爲牙疳此外更無他變夏令出麻火毒燔灼暑邪交熾變證之奇多有見所未見者有雙目紅腫如桃李流出血水急瀉肝火命雖保而目全損者有兩頷紅腫如痄顋數日而潰流出膿血碗許內服清胃解毒藥外貼洪少岡膏藥而愈者有通身發泡皮塌痛楚用松花粉撲之而愈者有手足曲池發腫如疽毒之鬼腫者有面部胸背發紫疔數十其暈大如碁子中黑而陷發熱不食用涼血解毒不應七日而死者種種變怪無非火毒燔灼尤有熱甚不死之證無非熱傷陰液熱

傷正氣俗流不知益氣養陰只知耗散喘汗而脱者比比皆是此等證病家延予至急進參麥湯所救不少治麻至老不意逢此一度若不因時制宜重定治法何以示後而知應變執成方者盍審諸

麻證中藥引惟芫荽一物爲最妙辛香之中更含生氣合之升麻葛根荊防蟬蛻能升陽透表面部一出即宜減去若辛散太過反能助火

許氏怡堂散記

風痰七條

風痰一證乳兒最多四時皆有大概冬春之交宜溫

散荊防甘桔橘半生薑杏仁蘇子之類夏令宜清散杏仁牛蒡梔子之類秋令宜清潤枳殼瓜蔞之類冬令嚴寒有用麻黃湯而解者肺爲嬌嫩之藏總宜疎解不得妄用投丸散

德按徐洄溪曰嗽藥中多用桔梗桔梗升提甘桔湯中用之以載甘草上行治少陰之喉痛與治嗽宜清降之法非宜服之往往令人氣逆痰升不得著枕愚竊以謂小兒不知咯痰尤當愼用

肺雖喜潤胃中溼痰宜燥小兒乳膩生痰外證有鼻

水多涕淚二陳爲治痰總劑合之前胡桔梗荊防蘇子枳殼麥芽杏仁之類或加生薑葱白結者散之保赤之善也

肺喜潤潤之中亦有分辨如杏仁蘇子溫而潤者也宜於冬春杏仁牛蒡散而潤者也宜於夏杏仁瓜蔞則清而潤者矣宜於秋燥能知此等界限則用藥不襍

瓜蔞一味能發嘔易滑泄乳兒無用瓜蔞之理穀食之兒燥火傷肺嗽久不止乃可用之

半夏毒輕薑汁製而陳者性平故可入君子湯南星

毒烈實非良藥製以牛膽之苦寒病久膠結或可少投時行感冒無可用之理竹瀝薑汁之潤下海石之鹹能軟堅尤非風痰可輕試者

書云蠶與馬竝屬午火在卦爲離主心又云蠶食而不飲性燥得溼則腐得風則殭故能宣風化痰辛溫之藥也風寒閉結者宜之痰熱結聚非所宜也

肺爲貯痰之器只有開提一法爲解化之用世俗之化痰丸徒傷胃氣耳至若王隱君之礞石滾痰丸爲治頑痰怪證而設於小兒有何干涉

風痰乳滯小兒輕病不從疎解而事丸散殺兒又實多

德按素問異法方宜篇言西方人生病其治宜毒藥可見外國藥水丸散半多辛烈有毒其味酸澀其性收引倘中國人外感風寒

目睹心傷爲之苦口

論廣東蠟丸及人家製送丸散之誤

藥之治病務在臨時變通非調補之有賴於丸也以時行之風痰壅閉理當隨時用藥自製丸散尚不可服而何有於蠟丸蠟丸製於廣東不離麝桂抉利者貨之四方愚夫愚婦誤服而受害者不知凡幾醫家執而從誤是誠何心孔子云未達不敢嘗予嘗語送藥之家必繫以方使服者坦然無疑若送藥無方昧者求之有識之士其肯服乎

德按素問云云

怡堂散記續編

暑溼切勿誤信服以身輕試然信奉西法者終難與之言辯也

痲證續言

痲之出不離肺胃兩家前集已言之詳矣喘閉者肺證也煩渴者胃證也冬月喘閉知治者多痲黃杏仁爲救急之藥治之速痲出喘定而解者有之夏令出痲痲黃與時不合庸工不識一見喘閉執而用之故隨藥而死痲多火證火甚剋金夏令金虧天人皆病痲黃萬不能受冬月之喘閉有面青脣暗者有四支冷者故可用痲黃夏月肺氣已虧表氣已開斷無寒證亦有四支冷者是陽氣虧不能四達只可荊防甘桔從輕用藥虧甚者加人參火甚喘者升痲石膏湯

救之喘漸定者可治
胃熱煩渴者必多汗純是裏熱即荊防葛根不可輕
使升麻石膏湯是對證之藥合之甘桔則肺胃二家
之熱解矣
喘閉證在一二朝見汗渴證在五六朝見肺不容邪
其變也速胃能容受其變也遲
麻痘是先天之病熱從內生必傷陰液毒解之後熱
久不退總以養陰爲主胃氣不敗緩緩收功肌瘦不
食者不可爲矣
肺主皮毛麻雖出於六府必從皮毛而解故不離乎

肺解之不透久欬潮熱累成麻疳者有之此疳字非
疳積之疳潮熱肌膚瘦有似乎疳宜潤肺辛燥藥用
不得
胃爲受毒之壑遺熱甚多莫急於牙疳牙疳是失清之
證須大劑清裏便閉者下之使熱毒內泄與痘後同
治予前集有勒馬飲甚者加大黃急清之稍遲不但
齒落顋穿有脣鼻蝕爛者塗藥不過幫扶而已
麻證表一透無變證表未透而生變在嚴寒盛暑之
月不過一個時辰便走未透表之麻證須要早回
附足陽明胃脈循鼻外上入齒中挾口環脣循頰車

許氏之後接
陳氏陳氏之
後接夏氏
夏氏之後接
朱氏朱氏之
後接孫氏

此字底一格

附於幼幼集成之后
另起半頁
寫起

上耳前主上牙根手陽明大腸脈上頸貫頰入下
齒中俠口交人中主下牙根牙疳陽明經病煎劑
宜經藥爲嚮導予製勒馬飲

生地黃伍錢　石膏叁錢　綿茵陳　鮮竹葉
江枳殼　人中黃各陸分　黃連　犀角各伍分
升麻叁分　金汁伍匙

此方重用清胃之藥加升麻竹葉茵陳引入陽明之
經人中黃金汁大解胃中熱毒清而不能達經與
不能解毒均非法之善也

凡見牙疳一日齦黑云云

夏氏幼科鐵鏡

此詩續抄椄在勒馬飲之下

凡見牙疳一日齦黑二日齒動三日齒落其來最速故謂之走馬

牙疳在門牙者脣腫在坐牙者腮腫洗去臭穢吹以敷藥腫消而牙不落者易愈若牙落而腫不消者不可治也德椄急用屋上貓屎色白者吐出蚘蟲炙灰加冰片研和吹之雖延及喉間者立愈

又有誤服辛燥藥而成者治法稍鬆但與清解之劑如竹葉石膏湯加甘草穭黑豆山梔木通之類

牙疳單見無兼證者可治若身發大熱飲食不思者不可治也

椄陳氏幼幼集成（夏氏幼科鐵鏡）

於天保采薇湯聖莫聖於天保采薇湯只須一服即

簽條覆蓋處見第五七七頁

另校半頁寫起

得發出或有不盡發透者再加一服從未有不效者眞神劑也如肺藏先虛又加大腸毒氣攻肺面皮像澆薄的式樣慘白浮浮光光濡濡便是肺氣已絕必死之兆藥之無濟

天保采薇湯

羌活　前胡　柴胡　赤芍　川芎　蒼朮

升麻　葛根　獨活　厚樸　枳殼　桔梗

陳皮　半夏　白茯苓　廣藿香　生甘草

煩熱加黃芩　接朱氏玉堂痘疹定論

陳氏幼幼集成

暄

萬氏痘麻

麻疹骨髓賦

麻雖胎毒多帶時行氣候寒暄非令男女傳染而成其發也與痘相似其變也比痘匪輕愚夫愚婦每視爲泛常若死若生總歸於天命不知毒起於胃熱流於心始終之變腎則無證藏府之傷肺則尤甚閉戶問塗何若出門尋徑揚湯止沸不如去火抽薪

初時發熱儼似傷寒目出淚而不止鼻流涕而不干欬嗽太急煩躁難安以火照之隱隱皮膚之下以

手抹之亭亭肌肉之間其形如疥其色若丹隨出隨沒乍隱乍現根窠若腫兮麻而兼癮皮膚加赤兮麻以夾斑似錦而明兮十有九吉如煤而黯兮百無一痊

麻毒最重治法不同微汗常潤熱勢越而不容清便自調毒氣行而無壅腠理怫鬱兮即當發散腸胃祕結兮急與疏通苟忽大而若細恐變吉而為凶故衄血不必憂邪從衄解利血不必止毒以利鬆所喜者身上清涼可畏者咽中腫痛渴飲不休法在生津養液常餐若減調宜清胃和中

又如出之太遲發表爲貴出之過甚解毒堪宜毋伐天和常觀歲氣寒威凜凜毒氣鬱而不行火勢炎炎熱邪乘之作厲設施溫補勿助其邪若用寒涼休犯其胃制其亢但得其平誅其暴無傷其正遠寒遠熱陰陽之勝負不齊責實責虛人稟之强弱或異

麻疹既出將息尤難坐臥欲暖飲食宜淡風寒若襲兮爲腫爲熱鹹酸不禁兮爲嗽爲喘異氣縱因外感變象仍究內端喉腫音啞毒癘深陷氣促鼻扇風寒閉關便多膿血兮倉廩有熱欬多涎沫兮華

蓋有痰胸悶煩冤麻未出透身涼氣爽終保無虞

苟不詳於臨證何以望其來蘇

陳氏飛霞刪潤萬氏原本

麻疹證治

痘麻皆胎毒所爲毒者火也痘爲少陽相火陽道常饒故痘大而掀腫麻乃少陰君火陰道常乏故麻小而碎密心火旺則肺受之故治麻當以肺爲主凡欬嗽者火炎於肺也鼻流清涕者以火鑠金而液自流也目中淚出乃肺熱移於肝也凡手掐眉目鼻面者肺熱證也

春溫夏熱秋燥冬寒此四時之主氣也冬應寒而反溫陽先暴泄火令早行人感其氣至於來春必生瘡疹未出痘痳者必感而發雖曰胎毒未有不由天行厲氣故一時傳染大小相似但見痳疹之出宜服代天宣化丸以預解之可使毒徹不爲已甚也

代天宣化丸即韓飛霞五瘟丹有香附紫蘇大黃煎湯爲圓辰砂雄黃爲衣外貼金箔

預解時行疫癘傳染相似併治痘疹毒邪毒火

生甘草甲己屬土之年爲君　片黃芩乙庚屬金之年爲君

川黃檗丙辛屬水之年爲君　黑山梔丁壬屬木之年爲君

雅黃連戊癸屬火之年爲君　鮮苦參佐　荊芥穗佐

十七

北防風 佐　淨連翹 佐　山豆根 佐

牛蒡子 佐

從按萬密齋先生用生甘草不用人中黃無苦參荊防共九味連升麻湯

前五味視年歲之所屬者以爲君其餘四味以爲臣爲君者分兩倍之爲臣者半之爲佐者如臣四之分三冬至之日修合爲末取臘雪水煮升麻湯加竹瀝在內煮神麯糊爲丸龍眼核大用飛辰砂煉雄黃爲衣每服一丸竹葉湯下

麻初發熱與傷寒相似但麻疹則面頰赤欬嗽噴嚏鼻流清涕目中淚出呵欠喜睡或吐瀉或手掐眉目鼻面宜升麻葛根湯不可作傷寒妄用汗下也汗之

則增其熱爲衄血爲欬血爲口瘡咽痛爲目赤痛爲煩躁爲大小便不通下之則虛其裏爲滑泄爲滯下經曰必先歲氣毋伐天和此之謂也

麻喜清凉痘喜溫暖此法人皆知之然麻疹初發亦宜和暖則易出所以發苗之初只要發出得盡則毒便解矣若痘必苗而秀秀而實毒斯解也然成實之時若太溫熱則反潰爛不收是痘後亦宜清凉也故治痘麻無過熱無過寒溫凉得宜陰陽自和是爲得之

麻疹只怕不能得出若出得盡毒便解矣凡麻疹發

熱之時當審時令寒暄以藥發之如時令大寒以桂枝葛根湯發之大熱以升麻葛根湯合人參白虎湯發之不寒不熱以荊防敗毒散發之如兼疫癘時行以人參敗毒散發之外以胡荽酒用苧蔴蘸酒遍身戛之務令亟出若發而不出反加腹中脹痛氣上喘促昏悶譫妄者死證也

桂枝葛根湯　治嚴寒時令麻毒難出以此發之

柳陽桂　粉乾葛　赤芍藥　綠升麻

北防風　炙甘草

生薑三片淡豆豉一錢爲引水煎服

升麻葛根合人參白虎湯　治炎天暑月毒爲熱隔以此涼解之

綠升麻　粉乾葛　白芍藥　炙甘草

淨知母　熟石膏　上揀參

白米一撮水煎服

荊防敗毒散　治天時不寒不熱以此平解之

上揀參　北柴胡　正川芎　苦桔梗

荊芥穗　白雲苓　陳枳殼　信前胡

川羌活　川獨活　北防風　炙甘草

薄荷五片爲引水煎熱服

人參敗毒散　時逢疫癘流行適值麻疹以此凉解之

官揀參　川羌活　川獨活　信前胡
北柴胡　川芎藭　白雲苓　陳枳殼
苦桔梗　炙甘草

生薑三片水煎服

胡荽酒　治麻疹不出以此發之

胡荽四兩切碎先以好酒二盃壺內煎滾方入胡荽在內蓋定勿煎勿令洩氣以苧蔴蘸酒遍身戛之使麻易出眞神法也

發熱六七日已後明是麻證卻不見出此皮膚堅厚腠理閉塞又或爲風寒襲之曾有吐瀉乃伏也急用發表之劑麻黃湯去杏仁加蟬蛻升麻外以胡荽酒散蔴刮之如一向未更衣者毒甚於裏伏而不出凉膈散加牛蒡子發而解之再不出者死證也

麻黃湯　治麻疹六七日應出不出或風寒閉塞

淨麻黃　熟石膏　淨蟬蛻　綠升麻

炙甘草

葱白三寸爲引水煎服

凉膈散　治麻毒深重裏氣不通而應出不出

錦大黃　白芒硝　淨連翹　黑梔仁
南薄荷　淡竹葉　甘草梢
水煎去渣加生蜜三匙和服
麻疹初發熱時未見出現欬嗽百十聲不已上氣喘
急面浮目胞腫時臥時起此火毒內烝肺葉焦舉宜
甘桔湯加石膏知母牛蒡子主之
甘桔湯加石膏知母牛蒡子　治麻疹胃火炎肺金
欬嗽面浮應出不出
生甘草　苦桔梗　熟石膏　淨知母
牛蒡子

生薄荷葉五片爲引水煎服

麻疹發熱自汗或鼻血出不須止之亦發散之義故汗者毒從汗散衄者毒從衄解但不可太過如汗太多人參白虎湯合黃連解毒湯清之衄太甚元參地黃湯涼之

人參白虎湯合黃連解毒湯　治麻疹自汗太過恐防衛弱以此止之

官揀參　淨知母　熟石膏　生甘草

正雅連　川黃檗　片黃芩　黑梔仁

白米一撮爲引水煎熱服

二十一

元參地黃湯　治麻疹衄血太過恐防傷陰

潤元參　懷生地　粉丹皮　黑梔仁

綠升麻　杭白芍　生蒲黃　生甘草

白茅根一握去心梗　爲引水煎熱服

麻疹發熱吐瀉純是熱證不可作寒論乃火邪內迫毒在上焦則吐毒在下焦則瀉毒在中焦則吐瀉竝作單瀉黃芩湯吐而兼瀉黃芩加半夏湯自利裏急後重黃連解毒湯合天水散

黃芩湯　治麻疹發熱自利

枯黃芩　白芍藥　炙甘草

鍼

大紅棗一枚爲引水煎熱服

黃芩加半夏湯　治麻疹發熱自利嘔吐

即前黃芩湯加半夏生薑

黃連解毒合天水散　治麻疹自利裏急後重

正雅連　川黃檗　枯黃芩　黑梔仁

飛滑石　炙甘草

淨水濃煎空心滾熱服

麻痘咽痛本爲常候乃火毒熏蒸而痛也切勿與喉痹同論妄用鍼刺蓋喉痹之證內作癰腫故宜以鍼決去惡血麻痘只是咽乾作痛宜甘桔湯或鼠黏子

湯細細嚥之自愈

甘桔湯　治麻疹咽喉疼痛飲食艱難

生甘草君　苦桔梗臣　牛蒡子使

燈心十莖爲引水煎服

鼠黏子湯　治證同前稍重者用此

鼠黏子炒即牛蒡子　綠升麻　鮮射干

生甘草

燈心爲引水煎熱服

德按麻疹咽痛出自肺胃非少陰少陽喉痹證也

禁用涼遏吹藥尤忌冰片牛黃即使爛喉滴水

元戴施圓端效方

四神散 大名王國祥傳

川大黃　寒水石

牛蒡子炒 各壹兩

淨芒硝五錢

右四味為細末治熱病毒氣一切危惡疫癘若卒熱腫甚外用新汲水調塗咽喉腫塞水藥不下用蜜調為丸時時含化嚥津妙

德按若治爛喉丹痧可加硼砂五錢更效

不能下嚥不得已可用三因方玉屑無憂散以治之

玉屑無憂散　治纏喉風咽喉腫痛語聲不出嚥物有礙或風涎壅滯口舌生瘡大人酒癥小兒嬭癖或誤吞骨屑哽塞不下或子舌脹重舌木舌腫脹閉塞水漿不下

淨硼沙一兩五錢　煅過寒水石五錢

淨盆消三錢　飛青黛三錢

蘇薄荷葉五錢　蒲黃末五錢

川黃連二錢　貫衆末生晒二錢

二十三

元參二錢　白雲苓二錢　滑石飛二錢

元人施圓端效方

四神散 大名王國祥傳

川大黃　寒水石　牛蒡子炒各壹兩

淨芒消五錢

右四味爲細末治熱病腫毒一切危惡疫癘若腫甚新汲水調塗咽喉腫塞水藥不下用生蜜爲丸時時含化嚥津妙

德按若治爛喉丹痧可加硼砂飛青黛各五錢尤效

麻疹渴喜飲水云云

簽條覆蓋處見第五七八頁

痘疹貴三四次出謂出勻麻疹貴一齊湧出謂出盡麻疹只要發出得透便輕減以火照之遍身如塗朱之狀此將出之兆出形細密與痘疹密者相似但麻疹粒粒成瘡非若斑之皮紅成片如蚊齩之迹也痘麻之色不可同論大抵痘怕太紅皮嫩易破必生瘙癢麻喜通紅麻發於心紅者火之正色若麻色淡白心血不足宜養血化斑湯主之色太紅豔或微紫或出太甚並宜大青湯黑者死證也

養血化斑湯　治麻疹色淡白心血不足

官揀參　當歸身　懷生地　鮮紅花

淨蟬蛻

生薑大棗引水煎服

治麻疹色太紅或微紫或出太甚

大青湯

鮮大青　潤元參　懷山藥　熟石膏

淨知母　川木通　地骨皮　荊芥穗

生甘草

淡竹葉十二片爲引水煎熱服

麻疹出沒常以六時爲準假如子後出午時即收午後出子時即收乃陽生陰成陰生陽成造化自然之數凡此旋出旋收者輕若一出連綿三四日不收乃

陽毒太甚大青湯解之逡巡不出乃風寒外束皮膚
閉密宜荊防敗毒散
二方見前
麻疹欲出則遍身發熱或煩躁或頭眩或身拘急及
既出則身即清涼諸病悉解此一層麻疹隨收矣如
麻既出熱甚不減此毒壅遏宜大青湯以解其表小
便濇大連翹湯以解其裏大便祕涼膈散加牛蒡子
大青湯 方見前
大連翹湯 治麻疹既出熱盛不減小便短濇
淨連翹 北防風 瞿麥穗 荊芥尾

淮木通 車前子 當歸尾 北柴胡
淨蟬蛻 赤芍藥 枯黄芩 飛滑石
黑梔仁 紫草茸
燈心十莖爲引水煎熱服

涼膈散方見前

加牛蒡子

凡麻疹只要出得盡則毒邪解散正氣和平如怫鬱發熱煩悶不寧如蛇在灰如蚓在塵之狀或嘔吐或泄瀉此毒邪壅遏尚未出盡煩熱黄連解毒湯嘔瀉柴胡橘皮湯二者並外用胡荽酒以苧蔴蘸酒戛之

方法見前　待麻出盡則煩熱自除嘔瀉自止矣

黃連解毒湯　治麻疹出後仍發熱煩躁麻出未盡也

川雅連　川黃檗　枯黃芩　黑梔仁

淨水煎滾熱服

柴胡橘皮湯　治麻疹熱邪未盡麻未出完而兼嘔吐泄瀉

官揀參　軟柴胡　法半夏　枯黃芩

白雲苓　廣陳皮

鮮竹茹一團生薑一片爲引水煎服

麻疹欲出未出之時即當早爲發散以解其毒庶無餘患若不預解使之盡出以致毒蓄於中麻後必爲壯熱日久枯瘁或成搐搦或爲痢疾或欬血喘促或作疳𧏾而死此雖一時疫癘之染未有不由人事之未盡

麻疹收後身有微熱此虚熱也不須施治待氣血和暢自然清涼若熱太甚或日久不减以柴胡麥冬湯清之如髮枯毛竪肉消骨立漸漸羸瘦柴胡四物湯主之

柴胡麥冬湯　治麻疹收後大熱不退毒未出盡也

官楝參　軟柴胡　北沙參　楝麥冬
潤元參　草龍膽　炙甘草
燈心一束爲引水煎熱服
柴胡四物湯　治麻疹收後發熱不退毛悴色夭
官楝參　北柴胡　枯黃芩　當歸身
正川芎　懷生地　杭白芍　地骨皮
楝箽麥冬　淨知母　淡竹葉
霜桑葉五片爲引水煎服德按林北海云柴胡升發亦能劫肝陰
麻後熱不除忽作搐搦不可誤爲驚風而用風藥宜
導赤散加人參麥冬煎湯送安神丸德按用萬氏牛黃清心丸較爲穩當

二十七

双行

改準

小便清者可治短少者不可治

導赤散　治痲後熱不除而作搐

懷生地　淮木通　麥門冬　生甘草

淡竹葉十片爲引水煎送安神丸

安神丸　治痲後餘熱未除神昏譫妄

眞吐黃五分　眞雅連酒炒三錢　當歸身二錢五分

黑山梔二錢五分　鏡辰砂水飛二錢

右爲細末取雄豬心血研和爲丸如菉豆大朱

砂爲衣每服五丸燈心湯下

壞者死證也

馬鳴散　治麻後牙齦潰爛臭氣衝人

馬鳴蛻（即蠶眠蛻皮也火煅過存性）二錢半　人中白（即尿壼垢刮取火煅如鹽五錢）　五倍子二錢　白明礬（二錢將礬打成塊裝入五倍子內火煅以礬枯爲度）

共爲極細末以米泔水漱口然後敷藥

麻後洩痢日久不已曰休息痢不可妄用澀劑以圖霸功宜黃芩湯合六一散煎送香連丸若嘔吐不能食謂之禁口更加腸滑不止或下鮮血或如烟塵水者死證也

黃芩湯合天水散　治麻後患痢日久不愈仍宜清

解禁口痢可加廣陳皮石蓮肉

枯黃芩　杭白芍　飛滑石　粉甘草生炙並用

大棗爲引水煎熟去滓送香連丸

香連丸　治下利赤白裏急後重

眞雅連一兩以吳茱萸五錢同炒去茱萸不用　南木香五錢銼細末

共爲細末醋打神麴糊丸如芥子大每服一錢

痲疹收後微欬此肺氣未平不須調治若欬轉甚喘氣上逆發則連緜不已此肺中伏火宜人參清膈散主之若身熱門冬清肺湯主之若欬久不止面浮目胞腫胸高而喘息則聳肩血自口鼻中出面色或青

或赤鼻搧昏悶搖頭擺手者死證也

人參清膈散 治麻後欬嗽日久連綿不已

官揀參 北柴胡 當歸身 杭白芍

淨知母 鮮桑葉 漂白朮 白雲苓

炙黃芪 地骨皮 枯黃芩 飛滑石

熟石膏 生甘草

生薑一片爲引水煎服

門冬清肺湯 治麻後欬喘不已身熱煩冤

天門冬 麥門冬 淨知母 鮮桑葉

懷生地 枯黃芩 地骨皮 信前胡

北沙參　炙甘草

右十味水煎服

麻後通禁雞魚炙煿鹽醋之類須過七七之後方可
食之惟宜食淡不可縱口以貽後患也

曾見痘麻收後動止出入飲食如常忽然心胸絞痛
而死者究是元氣怯弱疫癘之毒乘之正不能勝邪
伏於中外若無病內已虧損故一中即死謂之中惡
良由病後失調自召其禍

凡小兒初生未滿月者徧身紅點俗呼嬭麻疹是也
此胎中受熱故生下即發現於皮膚不可作時行麻

三十頁裁去　生

另寫起半頁

朱氏玉堂曰

毒論治妄用湯劑蓋臟腑嬌嫩不能勝藥石也但宜
溯源解毒湯與乳母服之
溯源解毒湯　治乳子出胎後徧身嬭麻痧
正川芎　大當歸　杭白芍　懷生地
上揀參　北沙參　陳廣皮　生甘草
淨連翹　金銀花　正川連　淮木通
水煎乳母服之不可令兒服　接夏氏幼科鐵鏡
朱氏痘疹定論
麻疹
凡疹初未見標之時先必身熱頭疼欬嗽或作吐作
瀉或鼻塞鼻流清涕噴嚏眼胞腫腮赤煩躁不寧細
看兩耳根下頸項連耳之間以及背脊之下至腰間
必有三五紅點此乃疹之報標若無紅點之證佐當

另半頁起

三十一

以別證論此屢試屢驗者也如果有紅點與前證相同宜用宣毒發表湯加芫荽作引以托之出外不必拘泥吐瀉疹出而吐瀉自止蓋熱蒸胃則吐熱衝大腸則瀉此乃疹之常候不必憂其吐瀉之不止也昔人云疹出六腑或因有此證而云然也

凡出疹見標之後形似麻粒大粒而尖稀疏磊落再後成片紅色滋潤者順若神清氣爽者更順若初出一時湧出不分顆粒深紫色者險黑色者逆不可視爲泛常不可用藥失序不可過用攻表不可驟用寒涼調治之法避風忌葷兼忌穢觸惡惟在用藥宣發其

雖紅腫之甚狀如漆瘡亦不足慮以其出之於外卽可免夫云云

毒以盡出之於外卽可免夫內攻〔雖紅腫之甚狀如漆瘡亦不足慮以其出之於外〕此證若調治得法用藥合宜百不失一若調治失宜則殺人易如反掌可不慎哉

初發熱時必當發表見標之後發表而兼清涼通身上下通紅總成一片手足之末上下相同無有空處此爲出透可用清涼解毒之劑不必兼用表發之藥一解卽愈

又有一種疹初出眼胞腫白夾赤色聲啞脣腫撳翻鼻乾鼻搧氣喘口燥煩渴腰疼腹痛〔脹〕人事昏沈口鼻出血煩亂狂叫二便出血此係毒氣鬱遏於內名曰

閉證最爲難治用宣毒發表湯內加酒炒黃芩七分麻黃五分若能托疹標出外漸次出現或可望生若不出現則無救矣但凡疹證鼻出血者毒重口出血者毒尤重二便出血者毒更重且危矣初起手足心如火熱者毒重初起脚冷如冰者毒更重

若初見疹標尚未出透失於清解誤用辛熱之劑以致毒蘊於胃口鼻出氣腥臭必生牙疳宜用化毒清表湯加石膏二錢若已出透速收速散身熱不退餘毒流注大腸裏急後重紅白相兼已成痢證宜用清熱導滯湯

若其人素禀虛弱當出痧之際過於發散出透之後過用寒涼解毒以致虛弱之極骨瘦神疲面無紅色且不能多食食多即吐急用香砂六君子湯去半夏加麥冬以補之種種壞證不可不慎

上海强氏按云若非脾胃虛弱少食吐食而但本原虛損朝涼暮熱欬嗽痰多將成骨立者俗名痧勞恐補脾礙肺香砂惟恐不宜

痧之出也出三日而始盡每日出二次子時出者巳時散午時出者亥時散經三日而出六次出透稠密無縫方爲吉兆昔人有云痘喜稀疎痧宜稠密雖如

漆瘡通紅一片不足爲慮

若甫生彌月及至半歲一歲之間時值天氣炎熱或出𤸎疹痧疹風𤻮等疹不在正疹之列亦不由於胎毒而致可以毋須用藥（德按可用葱白三寸泡湯服之）其疹自散此類內因變蒸外感風風熱而出乃皮膚小恙常見出一次又出一次及有連出不已者無關利害倘要用藥微用疏風清熱之劑一服即愈

凡出疹發熱三日見標者爲順遲至五六日不見標者爲逆神氣清爽者爲順昏沈者爲逆病家知禁忌者逆可以變順不知禁忌者順亦變逆當於出疹之家

明言之防於未然一體告戒

出疹家有四大忌

一忌葷腥煎炒

疹初出時以至出淨之日俱忌食葷腥即蔬（素）菜亦忌煎炒恐葷腥煎炒能助胃火昔人云葷痘素疹誠哉是言也

二忌恣食生冷米粥

疹初出時以至出透之日未免口渴煩燥想飲冷水不妨少與飲些以解其煩渴然不可多飲若土產荸薺甜秋梨甘蔗汁及柿餅有霜者亦不妨間

三十四

與食之雖生喫無妨切不可與米飲粥湯及餻餅糖飴麵食枝圓蜜餞之類食之恐助毒火倘覺飢餓則用開水煮飯鍋滯小半鐘調勻稀薄溫服少食淡食爲宜

三忌風寒

當出疹之時必須謹避風寒若不避忌風寒外束疹即收回要其再出甚爲難矣慎之慎之

四忌房幃厭穢

人家生兒產女當出疹之時各宜小心加意謹慎潔淨內外勿使穢污惡濁氣息觸犯出疹之人一

或犯之多致不救

醫疹家有三大忌

一忌驟用寒涼

當疹初出之時雖有身熱煩躁口渴等證即以宣毒發表湯少加酒炒黃芩三五分以清之切不可遽投黃連黃檗梔子等大寒之藥恐冰其毒而內伏疹不得外出矣後雖設法宣表而疹終不得出可不畏哉

二忌誤用辛熱

疹初出時或有嘔吐之證德按王太僕曰內格嘔逆食不得入是有火也

病嘔而吐食入反出是無火也醫家必用蒼朮二陳平胃丁香砂仁煖胃或手足稍冷必用桂枝肉桂溫其手足殊不知作嘔吐者火熱蒸於胃也今反以辛溫之味攻之是抱薪而救火也至於手足稍作冷者熱極似寒之象俟疹出透而手足自溫〔然和〕醫不明此反以桂枝可達四支之末肉桂可以溫經回陽誤之又誤陷人性命可不懼哉

三忌遽用補澀

疹初出時多有瀉而不止者其毒火亦因瀉而減此殊無妨倘或泄瀉過甚則用加味四苓散一服

立愈切不可用參朮訶蔻補澀之劑以圖速止醫家不思肺與大腸爲表裏風邪熱毒傷肺犯胃火性急速下行乃曰吾於清解藥中兼用些參朮訶蔻分兩又少何礙於事一服不見立效且曰分兩輕之故耳於是多加分兩再服而疹忽變證矣重則腹脹喘滿而不可救輕則變爲休息痢纏綿不已終歸夭命可不慎哉

若麻疹出淨之後瀉黃紅色乃內有伏熱仍宜加味四苓散服之可也且不可專用補澀記之慎之

加味四苓散

豬苓七分　赤苓七分　澤瀉八分
木通七分　黃芩酒炒五分　黃連酒炒二分
牛蒡子炒香研細五分　車前子炒七分
燈心五十寸同煎服

初發熱欲出未出時宜用宣毒發表湯今以半歲男女爲式看其年之大小隨證加減

升麻三分　乾葛八分　防風五分
桔梗五分　薄荷三分　前胡六分
連翹去心六分　枳殼麩炒六分　荊芥穗五分
牛蒡子炒研六分　木通六分　生甘草去皮三分

淡竹葉一錢同煎服

天氣大熱加酒炒黃芩五分天氣嚴寒加炒

麻黃二分或三分

麻疹已出而紅腫太甚宜用化毒清表湯

前胡六分　乾葛七分　知母七分

連翹七分去心　元參一錢　桔梗六分

黃連三分酒炒　黃芩五分酒炒　薄荷三分

梔子五分炒黑　木通六分　防風三分不用亦可

牛蒡子七分炒研　天花粉八分　地骨皮八分

生甘草三分

淡竹葉一錢燈心五十寸爲引同煎服

若口渴加麥門冬去心一錢煅石膏一錢五分

大便祕澀可加酒炒大黃七分

疹已出透身熱未全退毒氣流注而成痢者宜用清熱導滯湯

黃連五分酒炒　黃芩七分酒炒　白芍七分酒炒

枳殼五分麩炒　青皮五分　山查一錢去核炒

檳郎五分　厚朴五分薑汁炒　當歸五分

陳皮五分　生甘草三分　連翹八分去心

牛蒡子八分炒研

德按倪涵初治痢原方有木香二分無連翹牛蒡子

淡竹葉一錢燈心五十寸爲引同煎服

若紅多加紅花三分酒炒地榆五分桃仁去皮尖炒五分秘濇甚者裏急後重之極加酒炒大黃八分

以上三方聶氏手定但其中變化相時看證或加減一二味藥又或斟酌分兩或稍加減一二分投之即得應效

內廷訂方總以十三味爲式祇可少決不可多如滿十三味則將淡竹葉煆石膏入於藥引之內更覺妥當予每看疹看其證候相其時日聞氣聽聲觀形察

色然後參之以脈始用宣毒發表湯表之繼以化毒清表湯清之總遵此二方加減逐日變化若麻疹未透則前葛荆防爲必用之藥既透則前葛荆防爲可去之劑氣喘除升麻不用便秘蒸大黃必需疹色乾焦生地歸尾可要用若還紫黑紅花紫草宜加欬嗽氣急清肺飲解除肺熱口瘡口臭敗毒散清胃利咽成方在此活法由人麻疹已出透齊用生犀角磨汁和服大能解毒

凡疹後欬嗽氣粗宜清肺飲

桑白皮炙五分　地骨皮五分　麥門冬去心一錢

柴胡六分　元參八分　桔梗七分
陳皮三分　黄芩七分酒炒　石膏一錢煅
天花粉八分　生地黄一錢　木通七分
生甘草三分
燈心淡竹葉爲引煎再磨羚羊角汁和服
如肺熱極去陳皮加丹皮五分連翹去心六分牛蒡子炒研六分
凡疹後口臭口瘡唇爛兼之咽喉疼痛宜敗毒散
生地黄一錢五分　丹皮七分　柴胡七分
桔梗八分　薄荷五分　連翹八分去心

三十九

專三味 另起行

入/

朱氏之後接張氏宿山堂類辨

另於半頁寫起 提上一格

張氏之後接閻誠之的胎產

心法末接强氏云云

初編四

牛蒡子八分炒研　黄蘗五分蜜水炒　天花粉八分
黄芩酒炒七分　元參八分　赤芍藥五分
金銀花八分　生甘草三分去皮
煅石膏一錢淡竹葉一錢燈心五十寸爲引同
煎再用生犀角磨汁和服
以上清肺飲敗毒散二方予每調出疹因時設法想
理度情用之輒有效驗敢以鄙見續於聶氏之後
强氏痘疹寶筏　接寫張氏云云
附痲疹論
雲間秦氏曰痲疹乃時行不正之氣候暄熱非其時而有
其氣傳染而成者也稱之爲胎毒誤矣內經曰少陰所

抄起

張氏隱菴侶

山堂類辨

痧論 古名痧今名瘄

張氏隱菴曰

痘乃先天之毒。痧屬後天之邪。先天止有水火。後天始備五行。產下發聲吮乳。肇自後天。是以發聲之時。口中

至致爲瘍痧夫少陰所至致者乃君火有餘熱令大行戊子戊午之歲也在人則心火主之心火太過則制己所勝而燒爍肺金肺主皮毛故色紅如錦見於皮膚之間實心火侮而乘之之色也經又曰痧屬於脾故金鏡錄謂毒盛於脾熱留於心乃知心與脾肺俱受邪而發者其欲出之時腮紅眼赤壯熱憎寒身體疼痛嘔吐泄瀉欬嗽煩渴是其候也其脈陽浮而數陰實而大宜服開豁腠理湯升麻葛根荊芥防風前胡羌活紫蘇牛蒡蟬退桔梗枳殼甘草陳皮等使之易出如頭面愈多鮮明勻淨精神爽健氣息和平此吉

四十

有毒。即嚥下而歸於陽明。故瘄之毒氣發於陽明。上達於肺。出於皮毛。肺主氣而外合皮毛。是以痘毒走於血分。而氣以化之。為順。瘄毒走於氣分。而血以和之。為順。若走於血分。而見雲頭紫赤

兆也若紫黑乾燥晦暗模糊或未出透身熱煩悶聲啞喘急隱隱難出出而復隱此危急之兆也速將前方加炒麻黃石膏檉柳之類以發之如不出透或喘更甚此為不治之證也若大便堅燥不可輕用下藥或用豬膽蜜煎法導之則自來矣其或微瀉者不必治之正假此以發泄熱毒也若痧後瀉痢不止此又熱毒下陷之故當以五苓散去桂加芩連芍藥木通之類毒解熱退則瀉痢自止不可用燥澀溫補之劑古人云可汗不可下可表不可補是也其痧後壯熱氣促不止者此餘毒留連未盡也須用瀉熱清金之

斑者逆也瘖乃氣分之毒更速於痘若停留於胃則爛牙齦阻滯在肺則為鼻扇喘急發表疏裏清熱解毒事在良醫之臨證妙用者也夫氣為陽血為陰痘乃精血中毒故應四時之生長

劑以竹葉石膏湯加芩連元參桔梗枳殼牛蒡花粉蟬退之類痧後欬嗽不止者二陳加瓜蔞桔梗元參黃芩象貝治之渴則花粉知母喘則葶藶蘇子桑白皮杏仁可也若痧出過三日後而不沒不化者此內有實熱也加清利之藥則自解矣乃治麻痧之大概也凡初出之時大忌米穀生冷葷腥麪食風寒暑溼穢濁之氣苟有不慎最為深患間有犯之而獲愈者此因內稟之氣實外感之邪輕耳不可執此以望僥倖也

健按麻痧水痘皆時行傳染多肺家之候必兼欬

收藏。以合地支之數。瘄乃氣分之毒。是以五一日毋三亰。三而三之。以應陽九之終。痘發於陰。故宜頭面稀疏。不喜獨見陽位。瘄發於陽。故喜大亰頭面。不宜惟在心胸。此人之陰陽血氣。血應天地自然

嗽喘息須發得透化得清始無後患大法以風熱暑溼爲治藥貴輕清不事辛溫香燥忌用發散風藥蓋風藥勝反動其火耳

雲間秦氏曰夫痘已出而有稠密細小如麻子者此夾疹也心鑑云痘毒之發被風閉塞腠理熱毒激動腑毒故與痘併出此亦無妨於痘也蓋疹出於六腑痘出五臟臟屬於陰乃爲積受之地其毒深腑屬於陽而爲傳道之所其毒淺故痘之始終每於二旬爲限而疹之消散一晬而已可不從其急而先治之乎經曰急者先治治宜先散其疹而後治其痘疹不散則痘

之道也。

治瘄主方

葛根　荊芥

防風　杏仁

牛蒡子　甘草

桔梗　陳橘皮

右方用泉水煎服。再隨四時之氣而加減用之。如寒閉者宜麻黄。熱閉者宜石膏。食閉者宜枳

不起若疹散瘖起綻凸勻調紅潤其勢吉若疹散而瘖稠密平塌灰白紫滯者其勢亦險也故曰瘖夾疹者吉凶相半也又有出瘖之時或冒風寒不能自汗發而爲疹亦與外感發疹者同先散其疹而後瘖得起也

上海强氏健按疹有赤白二種赤者屬風熱白者屬暑溼無論四時皆因外感而發瘖出夾疹亦從時氣所感發熱之初必先見嘔惡欬嗽噴嚏而皮膚隱隱如麻根散而有頭粒者爲疹須先托透清解以化之則瘖易起不比斑之甚也若壯熱昏沈色赤而即

朴山查。熱甚者加黄芩黄連。毒甚者加白花地丁西河柳。渴者加知母。喘者倍杏仁。蓋痘疹有血氣之分。而用藥

斷

亦宜分別。肺主氣。而心主血。故清痘之熱毒。宜以連為君。而芩

發頓悶者痘色雖善時氣毒深亦有山候未可信爲夾疹之痘多吉也前輩拘泥於痘屬臟疹屬腑又云疹係先天之陽毒又云斑屬三焦無根之火疹屬心火諸說皆似是而實非也又謂爲脾胃遊火是與外感時氣更相悖矣究其實在皆外邪所中傳入於胃熱鬱成斑客於肺則結而爲疹俱在經之證而諸說盡屬穿鑿之言明矣內經曰風爲陽邪其傷在表皮毛者肺之合也皮毛先受邪氣邪氣以從合也故發疹必兼欬嚏等證皮毛屬表之表故疹出沒無時喜溫暖而惡寒冷故霞蓋式宜

為佐。清瘖之熱毒。宜以芩為君。而連佐之。又如金銀花、花開黃白。藤名忍冬。能啓陰氣而解痘瘖之熱毒。蓋黃走血而白走氣也。若夫白花地丁又專於瘖證者也。此用藥之大關目。學者引伸觸類。微

謹也因其生長於輕清之地可一汗而化之非臟腑之病而拖時日者比只須升麻葛根湯加牛蒡杏仁蟬退木通甘草桔梗前胡石膏檉柳托化兼施疹必退而痘自起○諸家證論各采其精者集之獨論疹一段未當然不可缺此但取秦氏所謂發痘時感冒一句斯為大旨更加詳辨以破疑團使後人不墮迷津而當於用也然又不可認熱風寒在表擅投羌防荊芥枳殼赤芍等藥發散破氣劫奪損血反致風從火熾疹不化而痘難起無漿中變往往因之誤事

四十三

妙無窮
以下接
閻氏胎產
心法閻氏之
下接强氏
云云

雲間
秦氏曰夫斑者形似蚤斑有點無頭又有形似雲頭色赤成片而膚上浮起無頭粒者乃謂之丹總乃血之形也因火毒壅遏煎熬陰血血熱相搏與痘相夾而發急用涼血解毒輕而小者加以涼解可化至如紫青黑者乃毒氣壅結之甚面腫脣裂十無一生予曾閲治而獲效者因諸色之斑雖現而痘自起發且能安睡進食多服紫草犀角石膏及一切涼血解毒等方此亦僥倖中之萬一不宜一槩施治反取誚於人也

上海强氏
健按斑之由來多因侵染時氣邪毒壅於陽明熱

搏其血乘發痘之際必兼嘔吐夾出也非痘家應有之物夫痘爲先天正氣之毒斑乃後天時氣之邪感之輕者斑紅點小而少感之重者斑赤紫或藍黑點大而多輕者升麻葛根湯加石膏豆豉蟬退以托之兼連翹花粉以化之重而紫赤者更加犀角黃連大青紫草若藍黑則毒盛胃爛即倍用清涼亦無及矣如止有兩三點而痘色順神氣清尚可治療前輩未詳時氣之由特表而出之蓋痘之善惡雖具於先天然因時氣觸之而發故曰時痘所謂時氣者一時之氣遞相傳染也一歲之中

分四時四時之內分六節而六節之氣相更變則有善有惡乃從寒暑晦明所致人在氣交之中感其善氣則痘雖重而無夾帶感其惡氣則痘輕而襍斑疹若痘本惡而又值惡令則斑毒異色不但現於肢體且先見於脣舌邪盛正憊不終朝而死矣此時氣之傳變每以逐節更張健常經歷灼見最應沿村比戶一時遇此惡氣無可措手須從避之之法庶可免禍世人未知其故盡委於先天蘊毒而失察乎時痘之義將二字分究之各有吉凶之秘存焉至於夾丹乃本兒平素胎毒或血熱風

經相搏趁此兼發是遊行之火聚於皮毛而無青黑之色與斑較爲輕也前方中加檉柳蘆根茅根浮萍冬棃汁俱可化之痘自起發矣敢以告諸來者

閻氏胎產心法

此下接末頁尾處

妊娠麻疹論

閻氏誠齋曰

妊娠出疹，當以四物加減而加條芩、艾葉以安胎清熱爲主，則胎不動而麻疹自出矣。然熱毒蒸胎，胎多受傷，但胎雖傷而母實無恙也。蓋疹與痘不同，痘宜內實，以痘當從外解，故胎落毒氣乘虛而內攻，其母亡；疹宜內虛，以疹當從內解，故胎落熱毒隨胎而下

另起半頁寫閻氏之前列入張隱菴云云

四十五

其母存雖然與其胎去而母存孰若子母兩全之爲愈也且古人徒知清熱以安胎不思疹未出而即以清熱爲事則疹難出而內熱愈深是欲保胎反足以傷胎也宜輕揚表托則疹出而熱自清繼以滋陰清解則於疹於胎兩不相礙不安胎而胎自安矣如疹出不快宜白虎湯合用升麻葛根湯倍加元參牛蒡子治之胎氣上衝急用苧根艾葉煎湯磨檳榔服之再以四物湯進之如又腹疼腰痠即知胎有必墮之機如胎墮即以產法論治矣

升麻葛根湯　此解表發散之方也表熱壯盛邪實

於表經曰輕可去實故用升麻葛根以疏表所以然者升麻能解疫毒升陽於至陰之下以助發生之氣葛根能解熱毒兼疏營衛以導起發之機二味之外又加甘草佐之以和在表之氣芍藥佐之以和在裏之營去其實邪和其營衛風寒自解麻疹自出

凡婦人方產之後或半月左右適逢出痘疹者此無胎孕繫累惟氣血尚虛治宜大補營衛爲主若出多者則加連翹牛蒡之類餘即照常一例而治不必多疑反生他誤

提上一字

此半頁接在張氏之尾

右編徵今 上

德按經云、一陰一陽結、謂之喉痹、一陰心主之脉、一陽三焦之脉、皆循喉嚨、氣熱內結、故爲喉痹、究屬腎水不足、君火相火爲病耳、設或素本陰虧勞倦體質、外感風邪、惡寒咽痛、脉不浮大洪數、身無煩熱欬嗽、口不渴、大便結、法當養陰清熱、倘若春夏潮熱適值天令時役癘誤認痧疹伏匿疑似爛喉丹痧、輒用麻黃□豆豉、柴胡升葛之類升提發汗劫奪津液變生最速、挽救莫及、可爲太息、所以醫門

汁提發表汗大燥風陽熾盛欲烈莫過劫奪津液而變證蜂起矣

法律、申明風温不可發汗、溼温不可發汗之條、大凡風熱相薄、發爲風温、熱溼交合、發爲溼温、六淫化火、莫疾乎風、治之復發其汗、如此死者、醫殺之也、

光緒庚寅閏二月朔日辛丑戌道人謹識

一介

四十七

徵今編

專治痧疹徵今編卷第四終

汪氏雙池醫林探源曰麻疹乃六腑之留毒發自足陽明胃云云凡動氣燥悍之藥皆所忌也照刊本抄

專治麻痧□□編徵全卷之五

歸安凌德富之輯編　男詠永言不孝子

胞兄奐曉五鑒定　孫男文壽校字

汪氏列前

葉氏幼科要略

看三關法

滑氏云小兒三歲已內看男左女右手虎口三節曰三關紋色紫熱紅傷寒青驚風白疳病黃色淡紅乃平常小恙其筋紋宜藏不宜暴露若見黑色則爲危險再脈紋見下截風關爲輕中截氣關爲重下截命關爲尤重直透三關爲大危

葉天士

痧疹

吳音痧子 徽州麻子 浙江瘄子 北音疹丹

痧屬陽府經邪初起必從表治證見頭痛喘急欬嗽氣粗嘔惡一日二日即發者輕三五日者重陽病七日外隱伏不透邪反內攻喘不止必腹痛脹祕悶危矣治法宜苦辛清熱涼膈去硝黃

方書謂足陽明胃疹如雲布密或大顆如豆但無根盤方書謂手太陰肺疹但有點粒無片片者用辛散解肌冬月無汗壯熱喘急用麻杏如華蓋散三拗湯夏月無汗用辛涼解肌葛根前胡薄荷防風香薷牛蒡枳殼桔梗木通之屬

古人以表邪口渴即加葛根，以其升陽明胃津。熱甚煩渴用石膏，辛寒解肌。無汗忌用。偉按：林北海去葛根，未能竭胃汁。凡瘡疹辛涼爲宜。連翹辛涼，翹出衆草，能升能清，最利幼科，能解小兒六經諸熱。

春令發痧從風溫，夏季從暑風，暑必兼溼，秋令從熱爍燥氣，冬月從風寒。

痧宜通泄，泄瀉爲順，下利五色者亦無妨。惟二便不利者最多凶證。治法大忌止瀉。

痧本六氣客邪，風寒暑溼，必從火化。痧既外發，世人皆云邪透，孰謂出沒之際，升必有降，勝必有復，常有

痧外發身熱不除致咽啞齦腐喘急腹脹下利不食煩躁昏沈竟以告斃者皆屬裏證不清致變須分三焦受邪孰多或兼別病累瘁須細體認

上焦藥用辛涼　中焦藥用苦辛寒　下焦藥用鹹寒徐洄溪曰當用清滌內邪之法

上焦藥氣味宜輕以肺主氣皮毛屬肺之合外邪宜辛勝裏甚宜苦勝若不煩渴病日多邪鬱不清可淡滲以洩氣分

中焦藥痧火在中爲陽明燥化多氣多血用藥氣味苦寒爲宜若日多胃津消爍苦則助燥劫津甘寒宜

煖

用

下焦藥鹹苦爲主若熱毒下注成利不必鹹以輭堅但取苦味堅陰燥溼

古人以痧爲經府之病忌溫燥濇補所謂痘喜溫暖疹喜清涼也然常有氣弱體虛表散寒涼非法淹淹釀成損怯但陰傷爲多救陰必扶持胃汁氣衰者亦有之急當益氣稺年陽體純剛之藥忌用幼科方書歌括曰赤疹遇清涼而消白疹得溫煖而解此溫字即後人酒釀檉木粗草紙木棉紗之屬雖不可不知然近年用者多無益

痧疳溼盛熱蒸口舌咽喉疳蝕若不速治有穿腮破頰咽閉喘促告斃矣治之宜早外治另有嵩方德按痧疹內陷忌用冰片犀黃若湯藥方法必輕淡能解上病或清散亦可

痧痢乃熱毒內陷與傷寒協熱邪盡則痢止同法忌升提忌補濇輕則分利宣通重則苦寒解毒

附案

光緒乙丑年正月初之氣風木主客同氣余門人陳寅生錫周時年十三歲曾出正痧差後戒口百日始食油葷又于五月芒種節前忽覺嘸

又治譚姓六歲癘邪云温邪時癘觸自口鼻穢逆遊行三焦而爲痳疹目赤鼻煤吐蛔瀉蛔津

津汗出而喘渴欲飲當與辛苦寒劉河間法世俗不知僉曰發痧但以荊防蟬殼升提火得風颺燄烈莫遏津刼至變矣涼膈去硝黃加石膏牛蒡赤芍

物梗痛頭眩乾歐身體發熱如火欬嗽煩悶脈浮滑濡數舌胎絳中厚白此乃痧後遺邪用甘草桔梗葛根荊芥牛蒡子蟬退連翹象貝枳殼木通竹葉朱燈心西河柳煎湯沖服玉雪救苦丹兩圓復出痧疹徧身透布將次回齊無端陰囊筋吊而垂痛溺管澀癃而滴淋即以柴胡四物湯清肝滲溼用柴胡撫芎條芩竹葉朱燈心各五分生地歸身赤芍藥連翹象貝夏枯草天花粉蒲公英各一錢甘草桔梗木通各四分一劑三服而病痛告痊

嘉六謹記

另起頁寫

吴醫彙講

李氏純修爛喉痧論

爛喉痧一證古書不載起於近時而并易傳染治之者每謂太陰陽明二經風熱之毒而至爛之由亦不可不詳察也譬之於物以盛火逼之祗見乾燥而不知溼熱鬱蒸所以致爛耳此證凡風熱者治宜清透溼熱者治宜清滲痰火凝結者治宜清降蓋邪達則痧透痧透則爛自止矣若過用寒涼勢必內陷其害可勝言哉夫證有可治有不可治口中作臭者謂之回陽其色或淡黃或深黃者此係痰火所致皆可治

之證他如爛至小舌者鼻塞者合眼朦朧者并有元氣本虛毒氣深伏色白如粉皮樣者皆不可治之證也總之因天地不正之氣感而受之故體有虛實之不同即證有輕重之各異耳其餘痧證喉證古人言之詳矣槩不復贅

祖氏鴻範爛喉丹痧治宜論

夫丹痧一證方書未有詳言余究心是證之所來不外乎風寒溫熱時厲之氣而已故解表清熱各有所宜治之得當愈不移時治失其宜禍生反掌無非宜散宜清之兩塗也其證初起凜凜惡寒身熱不甚並

有壯熱而仍兼憎寒者斯時雖咽痛煩渴先須解表透達爲宜卽或宜兼清散總以散字爲重所謂火鬱發之也苟漫用寒涼則外益閉而內火益焰咽痛益劇潰腐日甚矣不明是理者反云如此涼藥尚且火勢勃然不察未散之誤猶謂寒之未盡於是愈涼愈遏以致內陷而斃者有之或有云是證專宜表散者余謂所見亦偏前所云寒熱之時散爲先務俾汗暢而丹痧透發已無惡寒等證至此則外閉之風寒已解內蘊之邪火方張寒涼泄熱是所宜投熱一盡而病自愈矣若仍執辛散之方則火得風而愈熾腫勢

反增腐亦滋蔓必致滴水下咽痛如刀割間有議用清涼者乃以鬱遏誹之炎熱燎原殺人最暴此偏於散而謗匪清者之爲害也彼言散之宜此言散之禍彼言寒之禍此言寒之宜要惟於先後次第之閒隨機應變斯各中其窾耳再此證愈後每有四支痠痛難以伸屈之狀蓋由火爍陰傷絡失所養宜進滋陰非同痹證此又管窺之所及敢以質之高明

屠氏踈村論白瘖

白瘖一證攷古方書無專條論及間有在斑疹門中發明一二究未能盡其底蘊今溫熱證中每多發出

詳

如粞如粟色白形尖者謂之白㾦有初病即見者有見而即愈者有見而危殆者有病經日久斑疹已見補瀉已施之後仍然發此而愈者泛稱時氣所致殊不知致病之由既異治療之法不同不可不與斑疹詳辨而審處之也蓋傷寒傳經熱病汗出不徹邪熱轉屬陽明多氣多血之經或由經入府受熱蒸灼營傷血熱不散而裏實表虛熱氣乘虛出於膚腠故稀如蚊迹稠如錦紋者爲斑紫黑爲胃爛而不治也時行風熱之氣侵入肺虛血熱之體失於清透傷及手太陰血分乘虛出於皮膚如沙如粟而色紅璨碎者

爲麻或歲當火運復感時厲之毒即咽痛而成丹痧及爛喉痧之類爲最劇者也至於白㾦一證則溫熱暑邪病中必兼溼爲多蓋伏氣之發本從內出然必因外感及人身素蘊之溼與外觸之邪互相蒸發上甚爲熱初病治法設不用清透滲解則肺爲熱傷氣從中餒不能振邪外解熱漸陷於營分轉投清營滋化熱勢稍緩而肺氣亦得藉以自復所留之溼仍從上焦氣分尋隙而出於是發爲白㾦以肺主氣故多發於頸項肩背胸臆之間白爲肺之色光潤爲溼之餘氣至此而邪始盡洩也甚有幾經補瀉之後病仍

不解忽然發此而愈者以其人之氣液內復邪自外透故不治亦愈也德按予嘗每遇虛羸體質氣液告竭之證亟需滋養而礙難遽投補劑者卽以生地門冬之類用砂甑蒸取其露與服之頗獲見效此之謂以氣液之品而補氣液之不足也若其根本已虛無氣蒸達多有延爲衰脫者故此證以元氣未漓色潤晶瑩有神者爲吉枯白乏澤空殼稀散者爲氣竭而凶總以形色之枯潤卜其氣液之竭與否也大抵此證在春末夏初暑溼之令爲甚秋冬則閒有之要不出乎手經受病仍從手經發泄不比足經之邪可從下解也夫肺爲主氣之藏氣旺則邪從外解上泄而病愈氣衰則邪正竝竭雖發必朽

白無神而難治觀內經暑與溼同推仲聖痙溼暍合論益知暑熱温邪證中多夾溼邪更無疑矣一隙微明以俟高賢正之

德按另有時疫白喉嚨一證其發有時其傳染甚速其證最危最險此病熱證多寒證少有以色白爲寒者不知此證初發於肺肺屬金其色白爲五臟六腑之華蓋處至高之位毒氣自下薰蒸而上肺病日深故其本色日著治宜解散風毒引熱下行勿令蓄積於肺若因色白疑爲寒證投以細辛附桂是謂抱薪

救火愈熾愈烈即有知為毒火執意不可輕用升提開散之品輒以涼膈硝黃下之不思此證已傳至上焦氣分本與中下焦無涉既係上焦氣分受傷再以硝黃攻伐太過使中下焦又損元氣更虛氣陰並傷病必變凶此乃瘟疫之變證殺人最速時醫辨證未明投以平淡之劑不求有功但求免過是謂優容養奸因循誤事延至五六日毒氣重矣元氣傷矣善治者不得不以猛劑救之然病已垂危成則無以計功一旦不起病家不咎優容之過

反怨猛劑非宜此非誤於後而實誤於前也然又有虛勞白喉嚨證由陰虛火燥痛極而水米難下漸至腐爛形容枯槁面目憔悴必需補劑使元氣充復而喉痛自愈尤拙吾先生曰急喉痹其聲齁鮯者痰在喉響有如拽鋸甚者音啞此爲肺絕之候速宜人參膏救之用竹瀝薑汁放開頻頻服之如無參膏獨參湯亦得早則十全七八次則十全三四遲則十不全一也設或以若是陰虛白喉誤認爲時行喉證差之毫釐失之千里更有一種白

喉無惡寒發熱表證脈浮沉不一細而微者喉內起白粉皮隨落隨長的是陰虛寒證非用附桂八味煎湯冷服不愈即誤投消風敗毒之藥亦無大損設若以如斯寒證誤認爲時疫熱證終成潰敗爲害匪輕近有一種楊梅結毒喉疳喉蒂爛聲音改變飲食難進原因欲速求痊早用點藥或以薰藥收過瘡毒深入骨髓致貽後患若患此者又當以黴瘡方法治之凡此以上等證皆非因痧而致白喉之證如果喉痛因痧而起但當宣毒發表

另起頁寫

透達痧疹外出則喉痛自除大忌冰片珠黄

即如玉鑰匙亦在禁用之例以下先採陸氏云云

顧氏玉峰丹痧經驗闡解

劍虹

陸九芝之下接寫此

顧氏玉峯曰

顧氏玉峯丹痧經驗闡解

總論

近年喉痧一證、日甚一日、且多殞命者、其故何也、祇緣舍本求末、重於咽喉、忽於痧子、早進寒涼、遏伏癘邪之故耳、蓋天有六氣、俱能生殺萬物、凡疾風暴雨、酷暑嚴寒、四時不正之氣、卽爲癘氣、人若感之、便能爲害、邇年天道南行、冬不藏陽、每多溫暖、及至春令、反有暴寒折伏、皆爲非時不正之厲氣、感觸者、蘊釀成病、所以其證、發必一方、長幼男女相似、互爲傳染、與癘疫同、稟氣旺者、雖感重邪、其發亦輕、稟質弱者、即感微邪、其發亦重、夫人肺主一身之氣、肺主皮毛、脾主肌肉、肺開竅於喉鼻、鼻氣通於天氣、受邪之時、從口鼻而入於肺脾、發必由肺脾而出於肌表、當屬毒發作之時、熱淫之氣、浮越於肺之經隧、所以必現咽喉腫痛、鼻塞噴嚏、欬嗽胸悶、嘔噁、渾身痠痛等形、此非屬邪痧子爲本、咽喉欬嗽等形爲末乎、今醫不究其受病之因、乃執內經諸痛屬火、紅腫爲熱、急進寒涼、甚至用犀羚石膏金汁黄連等味、稍兼辛涼表散、以爲雙解之法、體質强旺者、幸藉元氣充足、或以敵邪致愈、稟之單弱者、即變音啞喉腐、氣促腹瀉齒

透

鼻流血、舌縮唇焦、膚乾無汗、發厥口噤、種種險候、醫家見之、猶曰病重藥輕、更以寒涼倍進、必致痧毒內陷、燔灼愈騰、喉閉痰升、命歸泉路、要知頭面紅腫焮赤、正痧毒外達之勢、當此之時、亟進表散開達之劑、寒涼清膩等藥、一味不可兼雜、使其痧從汗解（透）、則其毒自然不留、（其）毒邪既洩、咽喉豈有不愈、所以先賢諸敗毒散中、皆用表散、亦同此意命名也、余非業醫者、因從前子女慘遭其害、爰是潛心醫學、研究歲運司天、數年以來、稍悟一班、凡有親友患此者、商治於余、皆以表散開達爲主、直待痧回腫退、鼻有清涕、徧身

蛻

作癢蛻皮、方進涼血清解之味、靡不應手速效、近見蘇杭此證盛行、殞命者不少、予仰體
上蒼好生之德、敢將一得管見、佈告四方、並非立異矜能、衒玉求售、惟冀醫林高士、藥業仁人鑒余微忱、勿加訕詈、則患者幸甚、余亦幸甚、

論證治

一凡形寒壯熱、咽喉腫痛、頭痛、欬嗽、胸悶、鼻塞、嘔惡、兩目汪汪、手足指冷、脈來濡數、或現浮數、此即厲邪痧證、需進後方荊防葛根湯兩三劑、俟其暢汗痧透、點至足心、舌有楊梅刺、方進辛涼清解之味、

總之痧慎於始、若有一毫胸臆未清、便是痧疹未透、不可早進寒涼遏伏、以致不治、

一凡痧疹欲出未出之時、宜早為發散、以解其毒、則無餘患、若不預解、使之盡出、或早投寒涼遏伏、多致毒蓄於中、或為壯熱、日久枯悴、或成驚癇、或為瀉痢、或為咽喉腐爛、欬血喘促、或作浮腫疳蝕而死、此雖一時戾氣之染、然未始不由於人事之未盡也、

一凡痧疹逡巡不出者、乃風寒外束、皮膚閉密也、宜荊防葛根湯主之、外用芫荽酒、苧蔴蘸酒戛之、恐露

體冒風可不必用、

一凡形寒發熱、面若裝硃、痧疹不出肌膚、即現上吐下瀉、腹痛如絞、甚至發厥、口噤、目閉、神昏、此乃內挾溼滯、痧穢外感、戾毒暴寒、折伏表裏、爲病、陰陽不通、最屬危候、每至朝發夕死、不能過兩三日者、若投寒涼清解、有如操刃、急進藿香正氣散、加煨葛根、牛蒡子、蟬衣、焦神麴等味、一兩劑、得暢汗、吐瀉厥止、痛停、痧得嫩赤、扶過三日、庶無妨礙、但此證吐瀉之後、津液大傷、必然發渴思冷、切勿與吞冷水、所有甘蔗水、梨一切寒涼之物、切忌切忌、

一凡熱邪壅於肺、逆傳心胞絡、痧疹不得出、或已出而復沒者、乃風寒所遏而然、若不早治、毒必內攻、以致喘急音啞而死、急用升麻葛根湯、加荊芥牛蒡子、蟬衣、桔梗、櫻桃核、浮萍草、枇杷葉等、煎服、外用芫荽酒、苧蔴蘸酒戛之、使痧疹復出而喘定、方可無虞、倘體質單弱、不能透達、需用透邪煎、或柴歸飲發之、如進此二湯、仍不焮赤者、急進托裏舉斑湯、

一凡痧疹只怕不能出、若出得暢盡、其毒便解、故治痧疹者、貴慎於始發熱之時、當察時令寒暄酌而

稍加

適

治之、倘時令嚴寒、即桂枝葛根湯、或麻黃湯、俱可用、勿拘辛溫而遲疑、二湯內俱加入牛蒡子、蟬衣、桔梗發之、如時令炎熱、以升麻葛根湯、加牛蒡子、蟬衣、辰砂益元散發之、如果熱勢充熾、稍加生石膏三四錢、亦可、倘時令平和、以荊防葛根湯、加浮萍草發之、務使發得透暢、莫使其有絲毫逗留、致生變幻、纏綿不已、

一痧疹後、勿可任性貪涼、適意喜冷、切忌大葷海鮮、油腥甜膩、酸辣生硬、鹹澀食物、以杜後患、慎戒百日、切囑切囑、

便溏者勿研

經驗方

荊防葛根湯

煨葛根一錢半或一錢　牛蒡子炒研三錢　炒荊芥一錢半

炒防風一錢半　桔梗一錢　枳殼一錢麩炒　甘草四分

光杏仁三錢便溏者勿研　象貝母去心三錢研

加浮萍草三錢　荊芥防風不炒亦可

升麻葛根湯　痧點隱隱不透者用之

升麻五分　葛根錢半　赤芍錢半　生甘草四分

荊芥錢半　牛蒡子三錢　蟬衣一錢　桔梗一錢

加櫻桃核三錢　浮萍草二錢

藿香正氣散

藿香　紫蘇　製茅朮　製川朴　茯苓　陳皮
甘草　桔梗　半夏麴
加葛根　牛蒡子　蟬衣　焦神麴
茅朮川朴舌胎白膩溼重者可用
原方有大腹皮白芷當酌用之

透邪煎

歸身　赤芍　荊芥　防風　升麻　乾葛根
炙甘草
加牛蒡子　蟬衣

柴歸飲 即前方內

加柴胡

托裏舉斑湯

歸身 五分濁者勿用　赤芍 一錢酒炒　升麻 五分見點後勿用

柴胡 五分

加浮萍草 三錢

原方有炙甲片 一錢 白芷 七分 當酌用之

乾葛、牛蒡子、蟬衣、荊芥、象貝母，隨證可加。

德按：惟冬令嚴寒，必須麻黄，輕者三分，重則六七分，炙焦潤之。若竹葉、石膏、桑葉、杏仁、西河柳、枇杷葉、蘆根、白茅根，隨時加用可也。

右編徵今下

陸氏 世補齋醫書

列入屠氏之下
另起頁寫
提前

陸氏九芝曰

丹痧斑疹辨

丹痧斑疹四者丹與痧類斑與疹類痧輕而丹重疹輕而斑重丹與斑皆出與膚平而成片痧與疹皆高出於膚而成點痧自痧丹自丹也渾言之則通曰痧亦疹自疹斑自斑也渾言之則通曰疹而痧之原出於肺因先有痧邪而始發表熱治痧者當治肺以升達爲主而稍佐以清涼疹之原出於胃因表熱不解已成裏熱而蘊爲疹邪治疹者當治胃以清涼爲主而少佐以升達痧於當主表散時不可早用寒瀉疹於當主苦泄時不可更從辛散大旨升達主升麻葛柴

之屬清涼主芩梔桑丹之屬惟宗仲景葛根芩連一法出入增減則於此際之細微層折皆能曲中其而無差忒此治痧疹之要道也自來治此證者主辛散則禁寒泄主寒泄則禁辛散故兩失之至不僅爲痧與疹而爲丹爲斑則皆裏熱之甚惟大劑寒藥乃克勝任非第痧疹之比矣有是四者脘必悶四者之齊與不齊以脘悶之解與未解爲辨有是四者熱必壯四者之解與不解以汗出之透與未透爲辨故當正治痧疹時必兼行升清兩法表裏交治務使痧疹與汗竝達惟痧疹當出之際病人每悶極不可耐稍一轉

輾轉反側其點即隱病邪反從內陷此正不必有外來之風也即袖端被角間略有疏忽其汗便縮一縮之後旋即周身皆乾此時厥有二弊一則汗方出時毛孔盡開新風易入一則汗已大出不可再汗非特痧疹立隱且津液既泄熱必益熾後此變端皆從此起病家只道未愈醫者亦但說變病孰知皆汗不如法之故邪凡病之宜從汗解者無不皆然而兼痧疹者尤甚故特於此發之

附陸氏不謝方

痧疹　二證升散清涼宜合用之不可偏廢甚者須

另起頁

刪去

用石膏切忌犀角

升麻　葛根　柴胡　黃芩　赤芍　元參　連翹

銀花　牛蒡子　山梔子　生甘草　桔梗

或加僵蠶　蟬蛻　西河柳

英國合信氏婦嬰新說　按附葉云云

麻證論

麻證初起發熱惡寒鼻塞流涕多嚏不欲食喉痛聲啞欬嗽眼胞紅淚流三四日頭面先見紅點攢聚漸連成片形如花瓣或如半月其色鮮紅如臙脂平而不凸眼白殼略紅有時口內紅第五日全身皆見或

十二

刪

面更紅有時眼蓋腫不能開第六日兩足皆亦見面頸色漸淡第八日全身皆淡第九日淡極不見矣凡生麻處外皮初起鮮紅漸淡則微黃而白皮膜飛起似魚鱗脫落微癢此證小兒大概必有一次同時挨戶傳染者多無甚關係但恐生麻時被風吹偏隱入則危重者或累肺經生炎不安德按玉篇炎熱也焚也欬嗽過多或累腦亦有死者凡遇外間傳染麻證之時小兒即應保護勿出外若見傷風欬嗽無痰多嚏口渴溺少皮乾熱或吐瀉脈數夜更重即防生麻務宜避風溫暖戒口至麻已見若肺經不安呼吸急促者用熱水

置面盆中將兒頭向盆低覆手巾蓋覆護令熱氣蒸騰入肺及眼目最佳若面乾癢不安用醋一分水三四分溫洗日一次有時便祕略見譫語應服發表微利涼藥（德按外國用藥水治病其味酸澀其性收斂者居多倘有外感表證切勿輕試）麻不發出色紫如瘀血發熱過劇或身弱或內部有炎極危險多有死者

有麻證將退時自瀉者不必服藥止瀉蓋餘熱從大便瀉去最爲有益病愈仍宜溫暖勿受風寒

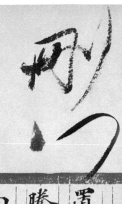

麻證間有人出二次者甚少大約眞麻止出一次但一人患此同屋小兒皆能傳染

兒出牙時多有皮色見紅者但無寒熱欬嗽表證即知

非痲 右編日纖令下

附案

歲乙丑夏四月小滿節溼土客氣山妻潘氏年四十七忽患頭疼身熱欬嗽惡風仍然操作不避風寒乃致嗌痛如割音嗄咯血耳後項頸兩旁掀腫手臂胸膺徧現白疹形同沙粒筋骨痠輭便祕飽悶口苦不渴脈濡濇滯布急用西河柳三錢煎甘桔牛蒡子竹葉蘆根湯沖服玉雪救苦丹一顆頃刻白疹變爲紅色周

附入陸氏之下

頃

[illegible]

身透達頸腫漸平惟嗌茶扦格再服玉雪丹一圓諸恙若失不覺其全愈如斯之速也當山妻患出白痧喉中早已腐爛緣向來頰車不利牙關閉緊不可開齒飲食但覺喉嗌痛如刀割欬出臭惡膿血令人掩鼻不能張口可看爛喉亦不吹藥可見喉痛是痧疹之常也但惟當透發痧疹大忌錯認喉風禁用吹藥涼遏切囑戒口避風痧疹出齊則喉痛自愈如此凶惡重證生死易如反掌可不懼哉猶憶同治甲戌尤君劍泉弟婦曾患時疫喉

由

抑劇

痧咽喉腫閉白腐壅塞項頸擁腫如瓠滴水不能下嚥湯藥入口仍由鼻孔噴出予與同鄉張君聽泉誤認喉痹醫不如法日見沉重特請上海耆醫黃翁菊泉來診迺問曰曾服涼藥乎已經吹藥乎證勢危險矣然幸未喘促尚可挽救大凡喉痧多因冬不藏陽伏氣內發風寒外閉致成爛喉豈可再用涼遏所以大忌吹藥若用冰片犀黃愈吹愈爛愈壞愈深但當宣表毒發表透達痧疹外出自然諸恙解化劍泉弟婦服涼藥而遏抑加劇投表

劑宣透而告痊，予於是愰然大悟。諺所謂熟讀湯頭歌，不如得臨證多。而今而後，時時勉夫，爰書於此，以誌從前之過。光緒辛卯二月花朝，赤霆子凌德，時年六十又一。

君編曰徵合此編家書并附集之首

此下接顧氏云云

十五

此當日本多紀櫟窓先生著有麻疹心得、麻疹輯要方、麻疹纂類各一卷，求之多年未得一見，深以爲憾，茲特附載卷端，以俟他日訪錄續編。辛卯夏日蟄庵謹又識

徵今編書後

内經言火鬱發之王安道先生解曰發者汗之也升舉之也升舉發汗即發散之義也仲聖太陽篇曰脈浮者病在表可發汗脈浮而數者可發汗陽明篇曰脈浮無汗而喘者發汗則愈又曰咽喉乾燥者不可發汗咽中閉塞不可發汗然在近時爛喉痧證竟有以發汗而生以不發汗而死者如光緒丁丑三年吳下邪上大疫時行患喉痧者老幼傳染醫用寒涼死亡相繼曾服麻杏荊防發汗宣透者轉危爲安若投黑膏犀角地黄須刻告斃可見天行疫癘當推歲氣

專治麻痧
徵存編

論治未可拘一定成法經云必先歲氣毋伐天和此之謂歟薛一瓢先生曰凡大疫之年多有難識之證醫者絕無把握方藥襍投夭枉不少要得其總訣當就三年中司天在泉推氣候之相乖者在何處再合本年之司天在泉求之以此用藥雖不中不遠矣然須審明亦有先宜主客勝復六氣診察色脈㕘證施治余輯是編不無挂一漏萬尚蒙

明哲高賢匡予未逮惠我名言自當續付梨棗同垂不朽後學凌德拜識

另行書日本多紀云云

專治麻痧述編第五終

片

專治痧症初編主方卷之六

歸安赤霆子凌德輯編　男永言校字

胞兄凌奐曉五參閱　孫男文壽校字

謝氏蕙庭良方集腋合璧

玉雪救苦丹

水安息　廉珠粉　眞血珀　鵝管鍾乳以上四味各參錢

眞西黃　梅花腦片　當門子以上三味各參分

蘇合油貳兩　製川樸　寒水石　川黃連水炒

以上三味各壹兩　白螺螄殼土牆上自死枯白色者壹錢

軟柴胡　淡豆豉　赤茯苓　飛辰砂片

初編卷六　一

謹按原方有大參仁，疑是大杏仁。因思麻杏甘膏為風溼發汗逐邪之主劑，豈既用麻黃石膏

錢

製茅朮　前胡　廣藿香　大豆黃卷

防風　生白朮　荊芥穗　白茯苓皮

秦艽　粗桂枝　生大黃　石膏另研

天花粉　江枳殼　江枳實　麻黃去節

生甘草　苦桔梗　牛蒡子　土貝母去心

赤芍藥　光杏仁　小青皮　車前子

連翹殼　六神麯　建神麯　製半夏麯

陳廣皮　木通　廣木香　尖檳榔以上三十六味淨末

各捌錢　大腹絨壹兩陸錢另煎湯用

右方四十九味除香料細藥八味及大腹絨外其

可不用杏仁泄肺以利氣用敢僭妄而改之入後道

粗藥用陰陽水浸拌一宿明日曬乾共研爲極細末後入細藥再同研和勻乃將麝香西牛黃蘇合油水安息外加六神麴肆兩大腹絨湯打漿共㨪和加入鍊白蜜壹觔糊丸每丸溼重壹錢伍分曬乾重壹錢再入石灰罎内礦燥然後用蠟丸封固

擇吉日頂禮

大悲陀羅尼心法讖一永日務須供藥虔誠敬禮

此丹照引服之眞有起死回生之功雖垂危莫救命在呼吸之間者亦能立時奏效屢試屢驗百不失一誠千金難得之良方也　虛勞孕婦忌服

德按原方內有大麥仁云云
此方專治咽喉一切諸證及爛喉丹痧痰涎壅塞口噤氣喘身尚熱而命在頃刻者急用開水化藥一丸徐徐灌之立刻回春生再進一丸即愈或用荷葉三錢煎湯化服亦可
一治小兒悶痘細葉石菖蒲汁開水沖化服半丸
一治小兒時痧發不出用西河柳三錢煎湯化服一丸如未透再進一丸凡痧痘輕者半丸重者服一二丸
一治小兒急驚風身熱嘔乳驚悸抽搐便青用鉤藤鈎三錢煎數沸去渣量兒大小化服半丸或

語

一丸分作四次服之立效

一治月内赤子胎驚不乳或夜啼哯乳用藥一丸分作四股之一研極細末安在乳頭上與兒吮乳同下之立愈

一治風癇痰厥不省人事用陳膽星五分開水化服一丸或沖入生薑汁鮮竹瀝服之尤效

一治肝氣厥逆不省人事用生石決明二兩煎湯化服一丸

一治傷寒時行瘟疫寒熱頭痛胸悶體痠一二候身熱不解神昏譫語開水化服一丸如身熱不

盡再進一丸立有奇效

一治癰疽發背腦疽疔毒一切無名腫瘍外用牛膝一兩搗汁調藥半丸敷之又用開水或生甘草三錢煎湯化服大證一丸輕者半丸未成即消已成即潰

王氏滄洲古方選注

痧疹防風解毒湯

防風捌分　荊芥捌分　薄荷柒分
牛蒡子炒研壹錢　石膏壹錢　知母捌分
連翹壹錢　淡竹葉捌分　木通捌分

祗案云云

俟三校單行

枳殼柒分　桔梗捌分　甘草叁分

右水一鍾煎八分不拘時服

王氏曰痧疹初發以肺經藥主之風温雖分逐年歲氣雜至要皆輕清之邪或從口鼻或襲三焦四時皆有惟春爲甚聶久吾曰治痧疹最忌誤用辛熱驟用寒涼治以防風解毒湯防風荊芥薄荷牛蒡以辛散之石膏知母連翹淡竹葉辛寒以清之木通通氣枳殼疎表桔梗甘草載引諸藥以達肺經繆仲醕曰痧疹不宜依證施治惟當治肺使痧疹發出毒則解則了無餘蘊矣德按天時陰雨地居新屋宜加銀花貫仲西河柳活蘆根毒盛者加紫雪丹

壹　心貳

痧疹竹葉石膏湯

竹葉叁拾片　石膏伍錢　西河柳葉伍錢

牛蒡子壹錢伍分炒研　荊芥穗壹錢　蟬蛻壹錢

薄荷葉壹錢　麥門冬去心貳錢　知母蜜炙壹錢

乾葛壹錢伍分　元參貳錢　甘草壹錢

冬米壹撮

右水一鍾五分煎八分不拘時服

王氏曰痧疹熱邪壅於肺逆傳於心胞絡喘欬煩悶躁亂狂越者非西河柳不能解仲醕閒嘗獨用西河柳葉風乾爲細末水調服四錢喘躁立定水漿不入

德按云云

依三格草行

口者灌之可生力贊其爲神祕之方又云愼勿用定喘藥惟應大劑竹葉石膏湯加西河柳兩許另出心裁立一湯方表裏施治蓋以客邪犯心肺二經營衛竝傷非獨主於裏也大凡灼熱固表無汗而見諸證者則有竹葉石膏之辛涼解肌發汗熱毒蘊裏而見諸證者則有西河柳之鹹溫潤燥開結和營以解天行時熱至於十味佐使之藥不外乎潤肺解肌清營透毒毋容議也德按若已經表傷氣液者急當救陰生津液爲先

痧疹麻黄散

麻黄蜜酒拌炒去節　升麻酒炒　人中黄

牛蒡子炒研　蟬蛻去頭足各等分

右爲末每服三錢水煎服

王氏曰嚴寒之時風邪襲肺玄竅爲寒所閉目微紅淚汪汪鼻塞喘嗽咽腫此痧疹不得出也治以蜜酒炒麻黄溫衛發汗酒炒升麻入營開泄溫風佐以人中黄清解溫熱使以牛蒡蟬蛻袪風出疹仲醕曰肺氣虛者升麻宜輕重用必喘學者宜臨證斟酌

柯氏韻伯名醫方論

升麻葛根湯　治傷寒瘟疫風熱壯熱頭痛肢體痛瘡疹已發未發竝宜用之

汪氏雙池曰此陽明經藥也麻疹云云照抄

升麻　乾葛細剉　芍藥　甘草各剉炙等分

右同爲粗末每服四錢水一盞半煎至一盞量大小與之溫服無時

景岳張氏曰麻疹之證多屬陽明火毒凡欲解表散邪但表實邪盛者最宜用此然愚謂以柴胡代升麻用之更妙若血氣稍虛而邪有未解者惟柴歸飲爲最妥

柯氏曰此爲陽明初病解表和裏之劑可用以散表熱亦可用以治裏虛一方而兩擅其長也此方倣仲景葛根湯去薑桂之辛熱大棗之甘壅以升麻代麻黃便是

斂从攵

陽明表劑而非太陽表劑矣葛根甘涼可散表實挾（協）升麻以上升升則使清陽達上而濁陰降下可以托散本經自病之肌熱並可以升提與太陽合病之自利也芍藥收斂脾陰甘草緩急和裏治裏仍用表藥者以表實下利而非裏實也（故）痘疹自裏達表初起內外（皆）俱熱故亦宜於涼散耳若無汗加麻黃有汗加桂枝渴熱加石膏咽痛加桔梗頭痛合芎芷有少陽證加柴芩（火盛加芩連）凡邪在三陽以此出入無不利也

德按聞人氏伯圜曰道有經有權兵有正有奇病有常有變病之常者可必病之變者不

可必古人立升麻湯治小兒瘡痘爲一定之論豈固而不通者哉嘗思古人之意升麻湯一方蓋治瘡痘之常不治瘡痘之變常者何也未有斑點之前均發熱者常也已結痂疕之後均有餘熱拂鬱而肌表未清涼者亦常也是以升麻湯方狀云治瘡疹未發已發未發者謂未見斑點之前已發者謂已作痂疕之後此升麻湯所以爲治瘡痘之常者也若夫斑點既見與夫痂疕未結其候千變萬化治法在隨證參調曾非定論之可拘猶如傷寒

之變異不一也當此之際安可執一藥以應
無窮之變哉且升麻湯所用之藥不過涼肌
解表而已未見斑點之前已結痂疕之後則
可以涼肌可以解表古人處方之意如此曷
嘗今用之於瘡疹正作之時耶今昧者不能
究此既見斑點尚令兒服餌致肌寒表弱陷
伏而危殆吁讀古人之書而不能探古人之
妙不可以言醫矣

麻黃杏仁甘草石膏湯　治溫熱內發表裏俱熱頭
痛身疼不惡寒反惡熱無汗而喘大煩大渴

脈陰陽俱浮者用此發汗而清火若脈浮弱沈緊沈細惡寒自汗出而不渴者禁用

麻黃四兩　杏仁五十個炮去雙仁去皮尖　甘草二兩炙

石膏八兩碎綿裹

右四味以水七升先煮麻黃減一升去上沫內諸藥煮取二升去滓溫服一升本云黃耳柸

王氏曰喘家作桂枝湯加厚朴杏仁治寒喘也今以麻黃石膏加杏仁治熱喘也麻黃開毛竅杏仁下裏氣而以甘草載石膏辛寒之性從肺發泄俾陽氣出者出降者降分頭解散喘雖忌汗然此重在急清肺

熱以存陰熱清喘定汗卽不輟而陽亦不亡矣觀二喘一寒一熱治法仍有營衛分途之義

柯氏曰此溫病發汗逐邪之主劑也石膏爲清火之重劑青龍白虎皆賴以建功然用之不當適足以召禍故青龍以無汗煩躁得薑桂以宣衛外之陽也白虎以有汗煩渴須粳米以存胃中之液也此但熱無寒故不用薑桂喘不在胃而在肺故不須粳米其意重在存陰不必慮其亡陽也故以麻黃湯去桂枝之監制取麻黃之專開杏仁之降甘草之和倍石膏之大寒除內外之實熱斯溱溱汗出而內外之煩熱喘渴

悉除矣

程氏扶生曰此治寒深入肺發爲喘熱也汗既出矣而喘是寒邪未盡若身無大熱則是熱壅於肺故以麻黃散邪石膏除熱杏仁利肺於青龍湯内減麻黃去薑桂穩爲發散除熱清肺之劑也石膏去熱清肺故肺熱亦可用

德按程氏杏軒云予治出麻冒風隱閉喘促煩躁凶險急證每用此方獲效蓋麻出於肺閉則火毒内攻多致喘悶而殆此方麻黃發肺邪杏仁下肺氣甘草緩肺急石膏清肺熱

藥簡功專所以效速杏軒著有醫述已梓行世

白虎湯治陽明證汗自出渴欲飲水脈洪大浮滑

不惡寒反惡熱

石膏一觔碎綿裹　知母六兩　甘草二兩炙

粳米六合

右四味以水一斗煮米熟湯成去滓溫服一升日

三服

王氏曰白虎湯治陽明經表裏俱熱與調胃承氣湯爲對峙調胃承氣導陽明腑中熱邪白虎泄陽明經中熱邪石膏泄陽知母滋陰粳米緩陽明之陽甘草

緩陽明之陰因石膏性重知母性滑恐其疾趨於下另設煎法以米熟湯成俾辛寒重滑之性得粳米甘草載之於上逗遛陽明成清化之功名曰白虎者虎爲金獸以明石膏知母之辛寒肅清肺金則陽明之熱自解實則瀉子之理也

柯氏曰陽明邪從熱化故不惡寒而反惡熱熱蒸外越故熱汗自出熱爍胃液故渴欲飲水邪盛而實故脈洪大半猶在經故兼浮而滑也蓋陽明屬胃外主肌肉雖有大熱而未成實然火炎土燥終非苦寒之味所能治也經曰甘先入脾又曰以甘瀉之由是知

甘寒之品乃瀉胃火生津液之上劑也石膏辛寒辛能解肌寒能勝熱味甘入脾質剛而主降備中土生金之體色白通肺性柔而含脂具金能生水之用故以爲君知母氣寒主降苦以泄肺火辛以潤腎燥故爲臣甘草爲中宮舟楫能土中瀉火寒藥得之緩其寒使沈降之性皆得留連於胃粳米氣味温和禀容平之德作甘稼穡爲後天養命之資得此二味爲佐陰寒之物庶無傷胃損脾之慮煮湯入胃輸脾歸肺水精四布大煩大渴可除矣白虎乃西方金神取以名湯者秋金得令而炎暑自解也更加人參以補中

益氣而生津協和甘草粳米之補承制石膏知母之寒瀉火而土不傷乃操萬全之術者

德按白虎本爲達熱出表若其人脈浮弦而細者不可與也脈沈細而微者不可與也凡病雖有壯熱而無煩渴汗不出者知不在陽明切勿誤與白虎學者慎毋孟浪

白虎加人參湯

石膏一觔碎綿裹　知母六兩　甘草二兩炙

粳米六合　人參三兩

右五味以水一斗煮米熟湯成去滓温服一升日

三服

王氏曰陽明熱病化燥白虎加人參湯何也石膏辛寒僅能散表熱知母甘苦僅能降裏熱甘草粳米僅能載藥留於中焦若胃經熱久傷氣氣虛不能生津者必須人參養正回津而後白虎湯乃能清化除燥

柯氏曰更加人參者以氣爲水母邪之所湊其氣必虛陰虛則無氣此大寒劑中必得人參之力以大補眞陰陰氣復而津液自生也若壯熱之人元氣未傷津液未竭不大渴者只須滋陰以抑陽不必加參而益氣若元氣已虧者但用純陰之劑火去而氣無由

生惟加人參則火瀉而土不傷又使金能得氣斯立法之盡善歟此方重在煩渴是熱已入裏若無汗煩渴而表不解者則是麻杏甘石證矣

竹葉石膏湯

竹葉三把 石膏一觔碎綿裹 麥門冬一升

人參三兩 半夏半升洗 甘草二兩炙

粳米半升

右六味以水一斗煮取六升去滓內粳米煮米熟湯成去米温服一升日三服

王氏曰此湯分走手足兩經而不悖於理者以胃居

中焦分行津液於各臟補胃瀉肺有補母瀉子之義
也竹葉石膏麥冬瀉肺之熱人參半夏炙草平胃之
逆複以粳米緩於中使諸藥得成清化之功是亦白
虎越婢麥門冬三湯之變方也
錢氏天來曰竹葉性寒而止煩熱石膏入陽明而清
胃熱半夏蠲飲而止嘔吐人參補病後之虛同麥冬
而大添胃中之津液又恐寒涼損胃故用甘草和之
而又以粳米助其胃氣也
周氏禹載曰石膏最涼兼竹葉以清熱則胃與小腸
之邪俱去矣半夏豁痰以止嘔麥冬清肺以除煩則

中上二焦之邪俱降矣惟甘草可生肌肉粳米可益胃氣正與虛羸少氣者相宜也且傷寒熱病也即云解後其內蘊之熱未必全清故以甘寒之品清熱補虛此正爲熱邪未全退之證而設若用此以治虛羸則不可也

德按徐氏洄溪注曰此仲景先生治傷寒愈後調養之方也其法專於滋養肺胃之陰氣以復津液蓋傷寒雖六經傳徧而吐汗下三者皆肺胃當之又內經云人之傷於寒也則爲病熱故滋養肺胃岐黃以至仲景不易之

另千年頁

寫起

法也後之庸醫則用溫熱之藥峻補脾腎而

千聖相傳之精義消亡盡矣

程氏雲鵬慈幼筏

拔疔散

番硇砂　白丁香　蟾酥酒化　輕粉

大蜈蚣　全蠍酒漂　硃砂　雄黃各壹錢

金頂砒伍分　麝香叁分　乳香陸分

共爲細末取活穿山甲血或甲中油杵成膏如麥

粒大針透疔根插入一粒候四邊裂縫是疔根搖

動即可拔去若刺針無血插藥乾枯膿汁不變終

十四頁

頂格寫

丁

無生理

德案如無穿山甲鮮血擬用炙甲片壹錢代之一方用金頂砒大蜈蚣人指甲水鄉陳年久爛陰霉所腊舊木橋梁老杉木節煅爲炭各等分研末薄貼蓋之其疔拔出即愈

疔毒在肉如釘丁著木必藉此毒烈之性方可拔出此藥當預備以應急用

｜許氏橡村曰疔毒當服解毒之劑外以銀針挑破

｜口含清水吸去惡血纔可敷藥重者須用拔疔散

｜解毒之劑如連翹牛蒡子銀花生甘草穞黑豆之

又十三

此節可刪

頂格寫

丨類必加蒲公英白菊花根二味蒲公英化肌肉之
丨毒野白菊花治疔毒之聖藥也

右編方論

看虎口三關

丨錢氏看小兒脈紋男左女右取決於虎口之次指
丨未有究其義者予考之靈素恍然悟曰以其屬陽
丨明之脈之根始也陽明之脈起於大指次指之端
丨兩陽合明故曰陽明陽明常多氣多血有病則先
丨應之小兒純陽之體更於此乎始故即於此以觀其
丨變焉可也
丨先師有言小兒之脈見於虎口亦猶大人之脈見

另起一頁寫

十五頁

於寸口也又云三關直透者不治屢驗

看脉紋辨三關是近世幼科一訣三關之中復有曲裏彎外青紫紅黃等語屢試多不大驗莫若以色浮而顯者爲邪在表色隱而暗者爲病在裏青紫爲驚熱爲實邪淺紅爲虛熱青黑而沉爲寒爲痛黄白爲虛而無熱一切感人之處皆可盡行掃除蓋以視童幼吉凶多決於精神面目所重不在此也

解後須知

喻氏嘉言曰蓋凡人當感後身中之元氣已虛身中之邪熱未淨於此而補虛則熱不可除於此而清熱

則虚不能任即一半補虚一半清熱終屬糢糊不得
要領然舍補虚清熱外更無別法當細辨之補虚有
二法一補脾一補胃如瘧痢後脾氣衰弱飲食不能
運化宜補其脾如傷寒後胃中津液久耗新者未生
宜補其胃二者有霄壤之殊也清熱亦有二法初病
時之熱爲實熱宜用苦寒藥清之大病後之熱爲虚
熱宜用甘寒藥清之二者亦霄壤之殊也人身天眞
之氣全在胃口津液不足即是虚生津液即是補虚
故以生津之藥合甘寒清熱之藥而治感後之虚熱
如麥門冬生地黄牡丹皮人參梨汁竹瀝之屬皆爲

此頁第十六頁
以下須按帙編
次

合法河間每用天水散以清虛熱正取滑石甘草一
甘一寒之義也設誤投參芪苓朮補脾之藥爲補益
不併邪熱而補之乎至於飲食之補但取其氣不取
其味如五穀之氣以養之五菜之氣以充之每食之
間便覺津津汗透將身中蘊蓄之邪熱以漸運出於
毛孔何其快哉人皆不知此理急於用肥甘之味以
補之不思油膩阻滯經絡邪熱不能外出久久充養
完固愈無出期矣前哲有鑒於斯益食淡茹蔬使體
暫虛而邪易出乃爲貴耳

德按内經曰飲食自倍腸胃乃傷物理論云

十五

穀氣勝元氣其人肥而不壽養生之術常令穀氣少則病不生穀氣且然況五味饜飫爲五内之害乎龍集庚寅十二月望十六日辛亥寫成[illegible]之編輯是書非爲謀利

可付梓

然尚有欲翻版出售務必校對無訛還望達後進摘其弊竇補其未備余將感之如提命之恩焉

專治痳痧初編　方論　全卷

先醫表

太昊伏羲氏　姓風

炎帝神農氏　姓姜

黃帝軒轅氏　姓公孫

岐伯

桐君

乙　風后

戊　力牧

三　白苴　常先　見孔子家語　見史記

祝融　大鴻　即鬼臾區　見封禪書　見史記

尊政

古夏

古 僦貸季

仍存之 鬼臾區

北 天師岐伯

八 俞跗 一作柎

伯高 其姓未詳

少俞 俞跗弟

少師

桐君

巫彭

太乙雷公

高陽負 見素女經

馬師皇 牛馬醫

升堂

唐 苗父

巫妨 一作方

商 伊尹 名摯

箕子 名胥餘

周 醫緩

醫和

五字大字

周
范蠡 陶朱公

少齊 見周禮鄭氏注

長桑君

神應王 扁鵲 秦氏 越人 名少齊 一作 盧人 子豹 弟子 子陽 子容

黄帝時先有扁鵲 以被仙醫而比此人

子明 子游 陽儀 子越

鳳綱 漢陽人

文摯

秦
安期生

崔文子 行功

漢
公乘陽慶

倉公淳于氏意 齊人 陽慶 其師公孫光 弟子宋邑 公乘 高期

其師涪翁小字双行

王禹 唐安 馮信 杜信

漢 蘇仙公耽

樓氏護 ~~李氏程國~~

程氏高 其師涪翁 弟子~~程高~~郭玉

後漢 郭氏玉 廣漢洛人 其師程高

李氏助 字翁君

韓氏康 字伯休

張氏機 字仲景 其師張伯祖 南陽人 弟子杜度 衛沈

華氏佗 字元化 弟子李當之 吴普 樊阿

吴 董氏奉 字君異

自虢氏質季
孫氏共四十二人

吳 呂氏廣

葛仙公玄 弟子鄭隱 鮑元

晉 皇甫氏謐 字士安幼名靜人稱玄晏先生

葛氏洪 字稚川 自號抱朴子

許仙公遜 字敬之

唐 眞人孫氏思邈 京兆華原人隱于太白山

兩廡

晉 王氏熙 字叔和以字行也 高平人

張氏華 字茂先

裴氏頠 字逸民

缺人

晉殷氏浩字深源

范氏汪字玄平　蘇氏敬

張氏苗

宋徐氏熙　子秋夫　孫道度　孫叔嚮

羊氏欣字敬元

道士胡氏洽

釋氏僧深師即梅師宋齊間人

劉氏涓子

雷氏斅

南齊褚氏澄字彥通

徐氏文伯　父道度

南齊 徐氏嗣伯 字叔紹 父叔嚮

徐氏雄 父文伯

梁 陶氏弘景 字通明 號華陽隱居

許氏道幼 孫智藏 曾祖

北魏 徐氏謇 字成伯 兄文伯 弟彥伯

李氏修 字思祖 父亮

崔氏彧 字文若 子景哲 弟子趙約 郝文法

北齊 祖氏珽 字孝徵

李氏元忠 趙郡人

徐氏之才 字士茂 丹陽人 父雄 子敏齊 弟之範 之範 之

隋 任氏度
莫氏君錫
蘇州人

北齊 馬氏嗣明
北周 姚氏僧垣字法衞 武康人 父菩提 長子察
褚氏該字孝通 子士則
隋 許氏智藏高陽人 祖道幼
許氏奭 智藏宗人
巢博士元方
楊氏上善
全氏元起
唐 宋俠北齊東平王文學孝王之子
李英公勣字懋功本姓徐名世勣 賜姓避名
長孫趙公無忌字輔機一作齊國公
許尚藥孝崇

唐蘇長史恭

于燕公志寧 字仲謐

許氏胤宗 常州人

甄氏權 許州人 弟立言

甘氏宗伯 著歷代名醫傳

楊氏玄操

王氏勃 字子安 其師曹玄字貞道

王氏燾

陳氏延之

張氏文仲 洛陽人

鄭氏洵美 滎陽人

唐

紀氏朋

李氏虔縱　京兆人

藥王韋氏訊道　京兆人字慈藏一作古道字歸藏西域天竺人

狄梁公仁傑　字懷英并州人

孟氏詵　汝州人

王氏方慶　太原人

陳氏藏器　四明人

大氏明　雁門人號日華子

王氏冰　自號啓玄子　其師郭子

劉氏禹錫　字夢得

鄭博士虔

杜壬 居宋

卅三人

唐

昝氏殷 [illegible]

陸宣公贄 字敬輿

陳氏仕良

李氏珣

杜氏壬

日本丹波氏康賴

沈氏應善 字嘉言 其師韓隱菴

五代

蜀主孟昶

韓氏保昇

李氏諆 字欽仲

唐氏慎微 字審元

吳氏廷紹

五代

李仙公雲卿

遼

直魯古 吐谷渾人

耶律庶成 契丹人

宋

劉氏翰 臨津人

陳氏昭遇 南海人

宋

王氏懷隱 雎陽人

王氏光祐

吳氏復珪

道士馬氏志

周氏應

沈氏括 字存中

陳氏景初

劉氏溫舒

韓氏祗和

史氏載之 弟子張炳字明叔

劉氏元賓 號通真子

宋

甄氏棲眞字道淵自號神光子

高氏若訥字敏之

譚居士仁顯成都人

許氏希開封人

虞氏庶陵陽人

丁氏德用濟陽人

楊氏康侯

孫氏用和

掌氏禹錫

高氏保衡

孫氏奇

林氏億

宋徽宗信

宋

錢氏乙字仲陽

董氏汲字及之

閻氏孝忠一作季忠

王氏德膚

張氏騤字公度

劉氏寅

龐氏安時字安常　弟子張擴字子充　董灼

道居士胡氏洽

孫氏兆東父用和

郭氏照乾字汝端號文勝

宋章氏廸字吉老由子濟

陳氏言青田人字無擇號鶴溪青田人

鄭氏端友

蘇氏魏公頌字子容

陳氏師文越人

裴氏元宗

寇氏宗奭

靳氏起蛟字霖六子鴻緒字若霖

李氏師聖

郭氏稽中

杜氏荍

常氏器之

宋

龔氏致君

楊氏介 字吉老 壻李生

朱氏肱 字翼中 歸安人 自號無求子

郭氏雍 字子和 稱白雲先生

任氏元受

皇甫氏坦 字履道

許氏叔微 字知可

李氏子建

李氏知先

錢氏聞禮

宋劉氏昉字方明

王氏貺字子亨

楊氏文修字仲理

王氏執中字惟一一作惟德號叔權

史氏崧

陳氏自明字良甫

錢氏原濬字彥深號愈菴　曾孫寶字文善號復齋

嚴氏用和字子禮

陳氏文中字文秀

初氏虞世字和甫

子字子建

字季浩
槐字庭舉 双行

宋

張氏鋭字子剛號雞峯

楊氏士瀛字登父號仁齋又號子建

謝氏復古

嚴氏器之

林氏頤壽字褒世自號華陽處士

張氏杲字季明著醫説

王氏宗正字誠叔

周氏與權字仲立

程氏約字孟博

王氏朝弼字良叔 子淵浩季 子槐舉庭 照眉書

宋陸氏文圭 字子方

王氏作肅

王氏碩

盧氏祖常

夏氏德懋

余氏綱

楊氏倓

朱氏端章

葉氏大廉

張氏杲 著醫說

宋

郭氏坦

王氏璆

方氏導

劉氏信甫

温氏大明

魏氏峴

陳氏曄

施氏發

黎氏民壽

李氏迅

九八人

十人

宋 吴氏得夫

朱氏佐 字君輔

金 成氏無己 聊攝人

李氏慶嗣 洛人

紀氏天錫 字齊卿

張氏元素 字潔古（易水人）子壁號雲岐子

劉氏完素 字守眞自號通玄處士河間人 其師陳希夷先生

張氏從正 字子和號戴人 弟子麻九疇

竇氏默 字漢卿 弟子王開（字鏡澤號啓元）

馬氏重素 河間門人

趙氏嗣眞

王氏開字鏡澤號啓元 竇氏門人

元

鐳氏洪

許氏國楨　字進之

李氏浩　滕人　子元

李氏杲　字明之　號東垣　潔古門人

杜氏本　字伯原　稱清碧先生

釋繼洪氏　號澹寮

曾氏世榮　字育溪　號演山　又號省翁

葛氏應雷　字震父　弟應澤

羅氏知悌　字子敬　號太無　錢唐人　河間門人

朱氏震亨　字彥修　號丹溪　義烏人　太無門人

元

麻氏九疇 字知幾 子和門人

王隱君珪 字均章自號中陽老人

危氏亦林 字達齋

滑氏壽 字伯仁自號攖寍生

余氏士冕 字子敬 父幼白子之雋

沈氏好問 字裕生號啓明 子允振字慎伯

趙氏良仁 字以德號雲居一作趙良 丹溪門人

吴氏綬 字仁齋

徐氏存誠 祁門人

吴氏恕 字如心

吳氏瑞字瑞卿海甯人
[illegible]氏元偉

元

徐氏復字可豫號神翁 子樞字叔拱 孫彪字文蔚

劉氏開字復眞號立之

袁氏坤厚字滂古

謝氏縉孫字堅白

陳氏瑞孫字廷芝

潘氏濤上高人

王氏君迪儀眞人

項氏昕字彥章號抱一 陳白雲門人 戴同甫

王氏好古字進之東垣門人號海藏

齊氏德之字仲甫

起

元

戴氏啟宗字同父

羅氏天益字謙甫 號周東垣門人

嚴氏子成字伯玉

王氏東野

杜氏思敬

沙圖穆蘇（號萮謙齋原作薩德彌實）

李氏仲南

孫氏允賢

艾氏元英

邱氏處機字通密又號長春子棲霞人 住蟠溪龍門開派 敕封長春全眞人

四十二人

密又號長春子

人住蟠溪龍門

開派 敕封眞人

照眉工

惪王樆 樆 號誠齋

蜀人字天爵
號飛霞道人

明

葛氏乾孫 字可久 父震父之子

范氏益 燕人

韓氏懋 號飛霞道人 字天爵 蜀人

沈氏貞 字士怡

倪氏維德 字仲賢 自號敕山老人

雷氏伯宗 勳 自字行 伯宗 名勳

呂氏復 字元膺 自號滄洲翁

王氏履 字安道 丹溪門人 弟子許謙字元孚

周氏漢卿 松陽人

徐氏用誠 字彥純 丹溪門人

刁氏廣字約之 丹溪門人

程氏充 丹溪門人

盧氏和字廉夫 丹溪門人

向氏宗叔 丹溪門人

明

劉氏純字宗厚

戴氏思恭字原禮號復菴 丹溪門人

趙氏道震字處仁 丹溪門人

萬氏全字密齋

葛氏哲字明仲

姚氏良字晉卿

盛氏寅字啓東 子僎 孫愷一作曠

徐氏彪字文蔚號希古 祖神翁 [illegible][illegible]

武氏瓛字大器 孫鳴岡

徐氏述字孟魯

明

趙氏宜眞

徐氏守眞

方氏賢歸安人明太醫院使

黄氏仲理

王氏璽著醫林集要

吕氏尚清

周氏恭著續醫説會編

周氏文采

錢氏大用

顔氏漢

明傅氏滋著醫學集成

虞氏摶字天民恒德號

李氏濂著醫史

鄭氏誼字尚宜　子河字星源

黃氏武字惟周

葛氏林字茂林

薛氏鎧字良武　子己字新甫號立齋

陳氏憲字文中　父公賢

凌氏雲歸安人字漢章號臥巖　孫瑄　弟子聶瑩　李玉

高氏祖益都人

明

吴氏傑字士奇

樓氏英字全善

汪氏宦祁門人

趙氏銓字仲衡

易氏大良字思蘭

盧氏復字不遠　子之頤字子繇後改名旅

王氏綸字汝言號節齋慈溪人

許氏紳燕京人

呂氏夔字大章　本姓承依舅氏姓呂

龔氏信字雲林著古今醫鑑　子廷賢

李氏中梓字士材　門弟子華穡藻字麗涵　門人○姪孫延是字期叔

雍

明尤氏仲仁字依之

繆氏坤字子厚

陳氏景魁字叔旦號斗巖

孫氏一奎字文垣 其師黃古潭 子泰來

杜氏任

方氏有執字中行

汪氏機字省之號石山 弟子陳桷

李氏時珍字東壁號瀕湖 弟子龐鹿門 父言聞

繆氏希雍字仲醇湆門及莊繼光字斂之號仲信 常熟人 弟子司馬大復 丁元薦字長孺

司馬氏大復字銘鞠

高氏武字梅孤

明

趙氏獻可字養葵

賀氏岳字汝瞻

石氏涵玉字啓泰 子楷

孫氏鈍字公鋭

俞氏橋海鹽人

陳氏諫錢唐人

過氏龍字雲從自號十足道人

葉氏文齡字德徵

王氏有禮本姓沈字三五

鄒氏志夔字鳴韶

江之先王肯
堂之下
祁氏橋泉
吳氏球栝蒼人
蔣氏仲賓
陳氏廿巖
沈氏繹字誠莊
洪武時人
項氏彥章
劉氏宗序
張氏養正
程氏明祐
吳氏茭山
汪氏希說
韓氏懋蜀人

明徐氏汝元字春甫著古今醫統　其師汪宦
王氏肯堂字宇泰號損菴　父樵
江氏瓘字民瑩號篁南　子應宿字少微
李氏梴著醫學入門
陶氏華字尚文號節菴
聶氏尚恒字久吾號乾菴
翁氏嘉德字仲仁
徐氏用宣
秦氏昌遇字景明
徐氏延賞字元識

傅氏愛川
年氏仲昌
倪氏仲賢
孫氏景祥
程氏仁甫
顧氏愛杏
張氏彥明
徐氏彥純會稽人
盛氏文紀
黄氏師文
陳氏日新
錢氏中立
汪氏機

明
潘氏師正字斐伯
吴氏中秀字端所
吴氏有性字又可
張氏鳳逵字紹甫
周氏之幹一作子幹字慎齋　弟子石震
孟氏繼孔字春沂
張氏謨字廷策號虚齋
何氏爌字仁源
姚氏濬字哲人　父九鼎
陳氏嘉謨字廷采祁門人

郝氏允 博陵人
游氏以春
沈氏宗常
汪氏古樸
胡氏仲禮
滁氏琳
張氏彥和
俞氏子容
黃氏子厚
徐氏司牧
方氏蒼山
吳氏廷紹 五代時南唐人
孫氏希古
石氏藏用 蜀人

明
江氏時途 字正甫
黃氏良佑 字履祥
萬氏拱 監利人
喻氏化鵬 字圖南
劉氏從周
王氏中立 烏程人
常氏效先 字瀛泉 自號無繫居士
魏氏直 字廷豹 號桂巖
程氏明佑
倪氏朱謨 字純宇 子洙龍

潘氏璟字溫叟
劉氏仲安
劉氏全備
祝氏仲寧
吳氏篁池
秦氏鳴鶴
翟氏文炳
程氏文彬
壽氏子豫
王氏紹彥
虞氏花溪
湯医公孫氏知叔
小字造升藥之祖

明
姚氏能字懋良號靜山
丁氏毅字德剛
彭氏浩字養浩
張氏軫字漢聚
吳氏世纓字養虛
凌氏瑄號雙湖祖漢章文孫
周氏濟歸安人字用仁號菊潭先生
孫氏櫓字南屏
吳氏嗣昌字懋先
吳氏奐字德章

張氏啓明
張氏季明
徐氏德上
孔氏華峯
盧氏砥鏡
劉氏大用
陳氏易簡
張氏天池
唐氏與正
王氏先明
趙氏宜眞
徐氏文中
顧氏思泉
余氏南橋

明沈氏士逸字逸眞
潘氏楫字鄧林　其師王紹隆
熊氏宗立建陽人
盛氏宗積字心國
葛氏方覃字寅谷
許氏宏字宗道
歐陽氏植字叔堅
盛氏曠一作愷字用敬　父僎好學
喜氏良臣字養心　子泰順
馮氏國鎮洛陽人

程氏約字孟博
王氏敏
汪氏喆字明遠
李氏法開
陸氏嚴奉化人
馮氏鯨川
錢氏希承
吳氏楊
以上六十一人見於江氏名醫類案不知何代人氏亦不詳其字號并存其姓氏以備稽攷

明
周氏宗嶽字鳳山 其師尹林菴
方氏炯字用晦號杏邨
張氏汝霖字濟川 弟子鄭德孚
潘氏文源字本初
汪氏天相字培元
沈氏與齡字竹亭
沈氏頲字朗仲 弟子馬元儀
沈氏貞字士怡號絕聽老人
莊氏履嚴字若暘
顧氏儒字成憲

明

高氏叔宗字子正號石山

邢氏增捷新昌人

吴氏文獻字三石

劉氏聖與廬陵人—稱與春先生

朱氏日輝字充美

彭氏用光廬陵人

汪氏繼昌字伯期

史氏寶字國信

唐氏椿字尚齡

劉氏夢松字崑石其師尹林菴子新國字師文

明

高氏隱字果齋　王肯堂門人

吳氏嘉言分水人

王氏禹道字冰巖

張氏用謙無錫人

徐氏吾元無錫人

鄭氏鎰字尚宜

程氏式字心源

吳氏文朗字介夫稱觀瀾先生

程氏公禮字耆祥　子邦賢　子相

唐氏守元字吾春

明

吳氏元溟字澄甫

吳氏邦寍字惟和

朱氏天璧字蘧菴

謝氏以聞字克菴

姚氏應鳳字繼元

江氏道源字仲長

費氏啓泰字建中烏程人

陳氏治字以求烏程人

張氏介賓字會卿號景岳子其師金英字夢石

馬氏蒔字仲化號玄臺

明

許氏學文 合肥人

王氏元標 字赤霞 子輅 子穉

方氏穀 錢唐人

翟氏良 字玉華

石氏震 字瑞章 周慎齋門人

釋氏慎柔 名住想 本姓胡毘陵人 周慎齋方外友

張氏景皋 朔方人

劉氏默 字默生

許氏兆楨 字培元

李氏維麟 字石浮

明

沈氏綬　江陰人

黄氏承昊　字履素

黄氏五辰　江陰人

沈氏時譽　字時生

芮氏養仁　字六吉

祝氏堯民　字巢夫　自號薜衣道人

霍氏應兆　字漢明

鄭氏汝煒　字明甫　子文起

王氏宏翰　字惠源

潘氏時　字爾因

明

余氏紹寍字義周

曹氏建字心起

聞人氏規字伯圜

楊氏珣

胡氏雲翶

入前

方氏廣字約之丹溪門人

程氏充丹溪門人

盧氏和字廉夫丹溪門人

高氏宗叔丹溪門人

李氏恆

殷氏仲春著有醫藏目錄

明寍獻王　號臞仙

孫氏天仁

李氏春芳

楊氏得春

黄氏世仁

俞氏弁

吳氏球　括蒼人

寇氏美

孫氏應奎

張氏時徹

明

劉氏天和字養和號松石湖廣麻城人知湖州府療民病官至兵部尚書卒贈少保諡莊襄

徐氏行字周道號還園歸安袁家滙人著有傷寒遙問正續編

氏理字用和號橘莊

程人 子謨字嘉言 孫元器字子重

氏嶽字養愚烏程人

氏金烏程人

氏鑾烏程人 字文融

高祖中立 曾祖以勤 祖元吉

氏明詮[illegible]安人 烏程 著一萬社草

字紹菴

氏廉字伯清 蘄州人 號銅壁山人

氏時鍾字惟一 歸芝田 烏程人

氏可達字泰和 歸安人

明

皇甫氏中

黃氏五芝

王氏拳

朱氏崇正

王氏永輔

曹氏金

楊氏拱

劉氏漢儒

張氏四維

王氏震

明

繆氏存濟

龔氏廷賢 字子才

蔡氏維藩 盱眙人

吳氏勉學（中衍） 字勉學 刻醫統正脈 彙聚單方

王氏九思 字敬夫

張氏三錫

李氏樓

涂氏紳 著百代醫宗

朝鮮楊氏禮壽

程氏守信

吳勉學名中衍

明

張氏卿子

王氏執中

沈氏野

葉氏雲龍

潘氏雲杰

甘氏濬

申氏斗垣

龔氏居中

王氏良璨

閔氏芝慶

明
陳氏實功
方氏隅
陸氏道元字南暘
王氏三樂字存齋
王氏大綸
朝鮮許氏浚
孫氏志宏
傅氏懋光
徐氏爾貞著醫滙
鄧氏景儀

明

孫氏文胥

蕭氏京

吳氏志中

陳氏澈

傅氏國棟

陳氏長卿

劉氏默

朱氏惠民字濟川長興人

薛氏良武

羅氏周彥字慕菴

氏朋皇
氏三陽
氏兼善
氏亮宸
氏璞 字美中 德清人 康熙時仙去
移二人

明
吳氏崑 字鶴臯 號山甫
方氏以智 字密之
劉氏若金 字雲密

皇清朝
張氏璐 字路玉 號石頑 子登 字誕先 子倬 字飛疇
汪氏光爵 字纘功 號學舟
曹氏禾 字頌嘉 號畸菴 江陰人
喻氏昌 字嘉言
徐氏彬 字忠可 喻西昌門人
潘國賓 明人
汪氏紱 一名烜 字燦人 號雙池 婺源人
明 方氏以智 字密之
武氏之望 字叔卿
蕭氏壎 字賡六 號慎齋

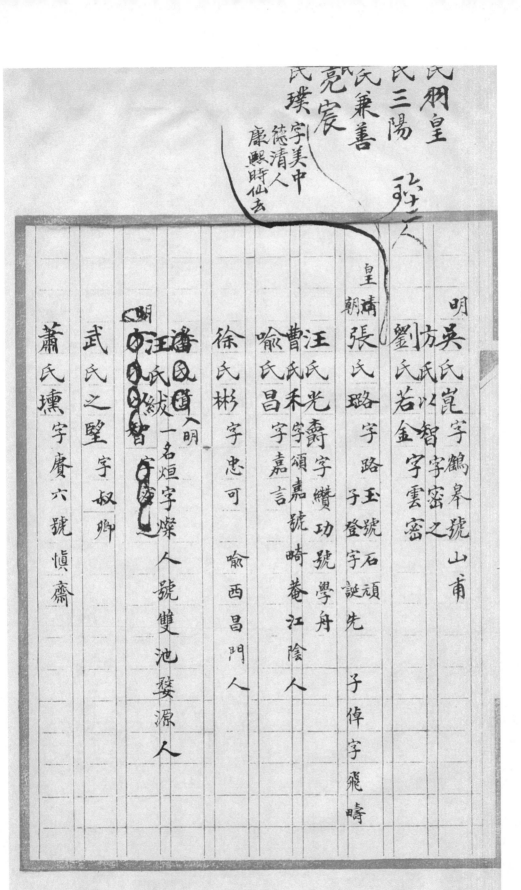

潘氏鳳彩 字鳴岐烏程人

方氏珩 字楚珍 烏程人

岳昌源 字魯山 號泗庵 嘉興人

皇清朝 祝氏登元

蔣氏示吉

朱氏鳳台

胡氏其重

郭氏志邃 字又陶

張氏志聰 字隱菴

錢氏潢 字天來

秦氏之楨

張氏錫駒 字令韶

李氏延是 字期叔 士材門人

[illegible]氏芝慶
[illegible]氏應旄字郊倩
[illegible]氏重光
[illegible]氏宏璧
[illegible]氏鶴田
唐氏不巖
李氏升璽
李氏瑋西
[illegible]氏星蘭
[illegible]

皇朝（靖）

陸氏圻字景宣號麗京

汪氏琥字苓友

王氏翊

闞氏純璽字誠齋

汪氏昂字訒菴

徐氏人鳳

陳氏士鐸字敬之號遠公山陰人

王氏遜

李氏盛春

李氏用粹

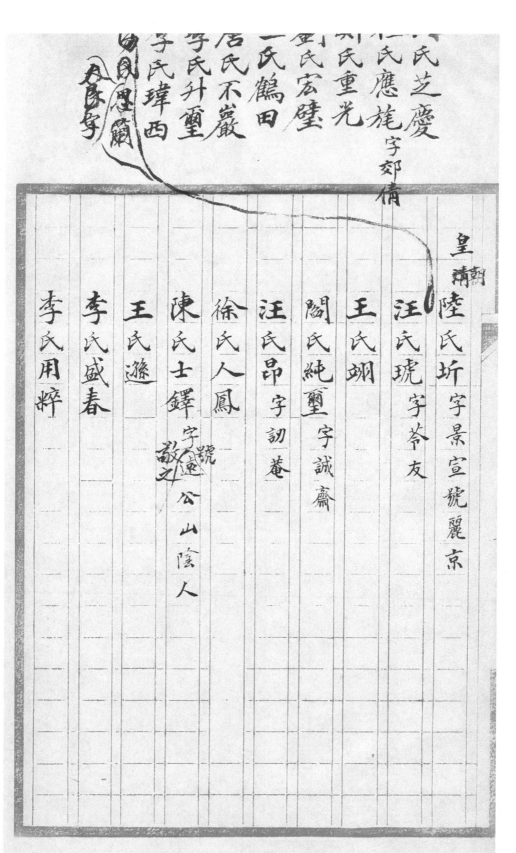

皇清朝

馮氏兆張字楚瞻

沈氏惠民

陳氏治

錢氏峻

馬氏俶字元儀 其師沈朗仲

孫氏偉

吴氏世昌字

王氏子接字晉三號滄洲

魏氏荔彤字念庭

年氏希堯字允恭

皇清（朝）

張氏宗良

周氏暘俊字禹載

吳氏于宣

季氏楚重

王氏又原

胡氏天錫

葉氏仲堅

許氏豫和字宣治號橡村

柯氏琴字韻伯

羅氏美字澹生號東逸

尤氏乘字生洲

高氏世栻字士宗　其師張隱菴

王氏海暘

程氏國彭字鍾齡號普明子

李氏芝

皇朝

太傅（大學士）襄勤伯西林覺羅（氏）文端公鄂爾泰 字毅菴 滿洲鑲藍旗人

吳氏（御醫）謙

何氏夢瑤 字報之 號西池

郭氏治 字元峯

葉氏桂 字天士 號香巖

薛氏雪 字生白 號一瓢

繆氏遵儀 字宜亭 號松心

汪氏純粹

朱氏純嘏 字玉堂

陳氏復正 號飛霞

皇朝

王氏學權字秉衡　曾孫孟英

尤氏怡字在涇號拙吾

徐氏大椿字靈胎號洄溪

舒氏詔字馳遠

江氏涵暾字筆花　歸安進士

沈氏金鰲字芊綠無錫人

顧氏澄

張氏世賢

劉氏奎號松峯

董氏西園

吳氏道源字本立

顧氏文烜字雨田號西疇　天士門人

皇朝

唐氏大烈字立三又字笠山號林嶝

左氏忠

史氏典字揩臣

王氏清任字勳臣玉田人

李氏栻

魏氏之琇字玉横號柳洲

徐氏仲光

錢氏經綸字業巨號彥曜

高氏鼓峯

董氏廢翁

裴氏一中字兆期

戴氏元枚德清人

徐氏行歸安人

施氏亦蘭長興人

俞氏萼字劬蓀號容山歸安人

倪氏煒文歸安人

邵氏芝生字仙根烏程人

沈氏樹菁歸安人

茅氏鍾盈字酝京號雨人

皇朝鄭氏奠一

陳氏祖恭字平伯　其師江白仙

程氏鳳雛字雲鵬

程氏林字雲來　梅氏公燮

沈氏明宗字目南號明生

程氏知字扶生號蒿菴

林氏瀾字觀子稱北海先生

吳氏人駒

唐氏千頃字桐園

孫氏從添字慶增號石芝　杜氏銅峯

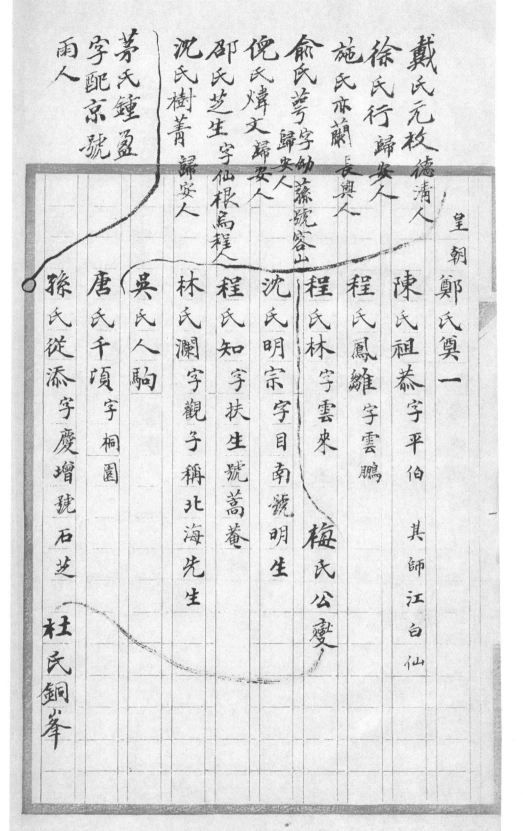

丹波康賴本姓劉氏出於後漢靈帝世居丹波矢田郡因賜姓丹波宿禰云

金氏尚陶 字大文

車氏渭津 松江人

皇朝

日本多紀氏元堅 丹波人 字亦柔 號茝庭 著 傳
有聿修堂醫學叢書
其祖多紀藍溪 元德號 名醫康賴之後裔 其父元簡 字桂山 字廉夫號櫟窻
其兄元胤號紹翁皆有著作行世

凌氏埜 字厚堂 父鳴喈 烏程人

張氏琦 著素問釋義

王氏丙 字繩林 號樸莊 曾祖家瓚字雲林
號緘齋 父岱東 吳人

顧氏靖遠 字松園

沈氏希彭 字堯封

俞氏震 字東扶 號惺齋

余氏霖 字師愚

釋氏逸林 烏鎮人 弟子沈梅卿

徐氏政杰 字藹輝 號虹橋

朱氏嵩年 杭州人 [illegible]

陳氏[illegible]佐 字[illegible]三

皇朝

許氏嗣燦 字省晨 弟子田盈奚

周氏自閑 字省吾 常熟人

曹氏[illegible] 字[illegible]庵

鄒氏澍 字潤安

薛氏福 字瘦吟

陳氏念祖 字修園

沈氏鳳輝 字丹彩 號梧岡

吳氏瑭 字鞠通

楊氏璿 字玉衡 號栗山

趙氏學敏 字恕軒 錢唐人

皇朝

吳氏貞字坤安

吳氏儀洛字遵程

程氏文囿字觀泉號杏軒

龍氏柏字佩芳號青霏子

邢氏默字子容歸安人

林氏之翰烏程人字慎菴

江氏誠立字朝宗

沈氏謙字受益號牧菴次子卓士孫果之曾孫家瑗

薛氏景福字鶴山號松莊子承基字公望號性天

屠氏璇字彝尊號疎村烏程人

皇朝傅氏存仁字學淵號約園

何氏槤字心逸號漱萬子國棟

顧氏彭年字祖庚號雁庭吳人

徐氏錦字炳南號澹安 西疇門人

謝氏元慶字蕙庭

林氏楓字芾庭

姜氏用川著有采華

章氏楠字虛谷

曹氏仁伯弟子王友杉 殷友蘭

張氏鴻字柳吟

趙氏夢齡字菊齋

陳氏坤字載安

雁庭

何氏槤

康氏時行字作霖號竹林弟子周棪

蔣氏廷秀字星墀號泌如

何氏國棟字桂巖號蓼齋

陳氏嘉璪字獻傳號絨齋

周氏桂香字思哲號林

管氏鼎字象黃號凝齋又號佛容吳人

徐氏鏞字叶壎號鉏臺松江人

岳氏昌源[illegible]號泗菴歸安人

皇朝

董氏介穀字蘭初

凌氏霄字九峯杭州人

沈氏宗淦字辛甫

徐氏然石字亞枝

楊氏照藜字素園

童氏栻廬慈溪人著有存心藁吳浩然門人

陳氏夢琴吳江人

顧氏聖符字聽泉

呂氏大綱濮園人字慎盦洄溪門人

蔣氏寅字敬堂

王氏士雄字孟英號潛齋又號夢隱

弟子姜蓉舫、凌及甫

張氏千里字夢廬

汪香國

周少謙

汪香國

皇朝陸氏以湉字定圃號泠廬 門人淩德

汪氏曰楨字謝城

呂氏震名字榛村

陸氏懋修字九芝 其師袁雪齋

陸氏載熙字寅齋 弟子錢青萬 周一菴

周氏思誠字一菴 門人淩德

李氏齡壽字辛垞

淩氏淦字礪生號退菴吴江人

汪氏宗沂字仲伊歙縣人

蒙自幼失學家貧就幕年未及冠私淑華原借得舊書手自謄楷五十年來每恨少見彙錄斯纂遺漏實多世有同心務乞
賜教詳其姓氏昭示來茲是所跂望而求起予
光緒戊戌正月朔日乙酉歸安凌德字嘉之號
嘉六又號蟄菴又為龍門正宗第一

十四代派名復德號赤霆子時年六
十又八
七十歲長孫暴卒因自稱大悲頭陀
故友袁爽秋言余耽介天下少雙又
自號一介道人

奪去

瀉白散

治肺實熱盛欬嗽氣急痰喘

地骨皮　桑白皮炒各一兩　炙甘草一錢

剉散入粳米一撮水二小盞七分食前服

人參二錢五分　白茯苓　白朮炒　藿香葉各五

木香二錢　甘草一錢　葛根[illegible]

右㕮咀每服三錢水煎熱甚煩渴去木香　本事

方白朮散治小兒嘔吐脈遲細有寒用白朮人參

各二錢五分　半夏麴二錢　茯苓乾薑甘草各一　右爲細末每

服二錢水一盞薑三片棗一枚擘去核煎至七分

去滓渣温服日二三服

瀉白散　云云

阿膠散又名補肺散　治肺虛欬嗽氣粗促喘口渴

阿膠麩炒一兩五錢　黍黏子炒香　甘草炙各二錢五分

馬兜鈴焙五錢　杏仁七箇去皮尖炒　糯米炒一兩

簽條覆蓋頁

甘草炙壹分

右搗羅爲細末入麝香少許令勻每服二錢生米泔調下臨臥服之

蜜蒙花散治疹痘瘡并諸毒氣入眼

蜜蒙花淨壹錢半　青葙子　決明子

車前子各半錢

右爲細末用羊肝一片破開作三片摻藥令勻卻合作一片以溼紙七重裹煻灰火中煨熟空心食

通聖散治疹痘瘡入眼及生翳

白菊花壹兩如無以甘菊花代之　菉豆皮

麻證

夏禹鑄氏曰痘出於藏麻出於府麻乃大腸主之毒氣烝肺故發欬嗽先輩書未嘗齒及麻證蓋以其輕而忽之也卻不知表證雖輕毒侵肺腑亦多與鬼爲鄰予經歷甚衆費手居多因不惜筆力詳著於篇以杜嬰兒麻證之患流行麻證其候燒熱必發欬嗽聲必稍啞面皮微有腫㨾兩腮顴色微紅此吉兆也如出發不快及不透發或紅點見面偶挾風邪而隱或醫人不知誤用寒涼隱而不見腹內作痛治之神莫神於天保采薇湯聖莫聖於天保采薇湯只須一服即

十四

簽條覆蓋頁

初編四

元參二錢　白雲苓二錢　滑石二錢飛

荊芥穗二錢　山豆根二錢

帶殼縮砂仁二錢　生甘草二錢

右十五味爲細末每服半錢乾摻舌上

以清水嚥下此藥除三尸祛八邪辟瘟

疫療煩渴　元代人施圓端效方云云

麻疹渴喜飲水純是火邪肺焦胃乾心火內亢故也

初發熱作渴升麻葛根湯加天花粉麥門冬渴甚人

參白虎湯合黃連解毒湯

三方俱見前

簽條覆蓋頁

小便清者可治短少者不可治
導赤散　治麻後熱不除而作搐
懷生地　淮木通　麥門冬　生甘草
淡竹葉十片爲引水煎送安神丸
萬氏安神丸　治驚疲及痘疹毒盛昏悶譫妄
飛辰砂壹錢　西牛黃壹分　梅冰片五釐
右研細末取雄豬心血小豬尾尖血研和爲丸
凡麻後牙齦黑爛肉腐血出臭息衝人曰走馬疳馬鳴散主之若面頰浮腫環口青黧頰漏齒蛻唇崩鼻壞者死證也

簽條覆蓋頁